受診か
経過観察か？

家族の安心を
支える

新生児・乳児の
救急電話相談
ガイドブック

編著・福井聖子

へるす出版

序文

　夜間に子どもの病気やけがで困ったときに電話で相談できる#8000（子ども医療電話相談）には多くの利用があります。電話では子どもの姿が見えず，保護者の言葉だけから確実な所見を得ることは難しく，相談員は保護者が聞きたいことに対して，保護者が行動するための情報提供を行う支援的対応が求められます。筆者らは電話相談のあり方について『これからの小児救急電話相談ガイドブック』[1]を作成し，研修を行ってきました。

　#8000では0歳児の保護者からの相談が多く，うち約5％が生後1か月未満の新生児の相談です[2]。新生児は未熟で，保護者はまだ数日〜数週間しか接していない子どもの状態を把握することが難しく，夜間救急受診も母子の負担になるため，電話の対応も難しいと感じます。重症疾患のほとんどは胎生期や出生直後に発見されているので，大きなトラブルがなく退院した母子における相談は，子どもの未熟性や生理的範囲のものであるのかがわからない育児相談的な内容がほとんどです。しかし，わずかに潜む重症疾患では急変する危険性もあります。保護者が落ち着いて子どもを観察できるために，相談員には，一定の尺度や知識をもち，保護者の不安を受け止め，納得を得る情報提供が求められます。本書は新生児に関して生理的範囲で起こりうる状態と，疾患を示唆する症状について解説しています。また，生後2〜4か月とおよそ5か月以後においては前述の書籍[1]を補うように本書を編集しました。新生児や乳児の相談を受ける立場にある小児期や周産期の医療者に活用していただければ幸いです。

　夜間に受診が必要な場合，在宅の新生児の受け入れ先は一次救急医療機関ですが，周産期センターなど産科と小児科が併設されている病院で出産した場合はその施設で，育児不安が非常に強い場合は出産した産科で受け入れが可能な場合も多いようです。育児の具体的なケアを電話で伝えるには限界があり，対面の指導が必要でしょう。日中の育児相談は市町村の保健センターなどをとおして，新生児訪問事業や産後ケア事業などが利用できます。切羽詰まって電話した保護者の気持ちを受け止め，心配を軽減できることで，人を頼る気持ちを育て，よい形で次につながることが期待されます。

　本書を編集する過程で，新生児の経過観察をどうするか検討し，「次の授乳まで様子をみてください」というフレーズを思いつきました。新生児は2〜3時間ごとの授乳が必要で，その間隔で哺乳力を確認することが，異常に気づくことに役立ちます。「〇時間ごとに，〇〇の症状をチェック」ではなく，新生児の哺乳しようとする力を母親の感じる力で受け止める母子相互関係が大きな力になることを再認識しました。

　本書の多くは診療経験をとおして得た情報ではなく，成書を調べて執筆したものです。診療現場の感覚でみると，言葉足らずや誤解を招く表現があるかもしれません。お気づきの点やご意見がありましたらご一報いただき，本書を育てていただければ幸いです。

　本書は，大阪府小児救急電話相談において作成された「新生児マニュアル」を土台に内容を整理し，さらに乳児版を加えました。「新生児マニュアル」の作成にご協力いただいた阿部榮子さん，小倉あゆみさん，川内千晴さん，的場仁美さん，芝奈都子さんに深謝いたします。

文　献

1) 福井聖子, 白石裕子・著：これからの小児救急電話相談ガイドブック. へるす出版, 東京, 2017.
2) 福井聖子, 三瓶舞紀子, 金川武司, 他：大阪府小児救急電話相談（#8000）に寄せられる新生児の相談と育児不安の検討. 母性衛生 58(1)：185-191, 2017.

8月吉日
福井聖子

編集・執筆

福井聖子（ふくい まさこ）

特定非営利活動法人小児救急医療サポートネットワーク理事長
一般社団法人大阪小児科医会副会長
日本小児保健協会「小児救急の社会的サポートに関する検討委員会」委員
公益社団法人日本小児科医会救急委員会＃8000ワーキンググループ
子育て支援団体NPO法人はんもっく代表理事

執筆協力

圀府寺　美（こうでら うらら）

すずき小児科クリニック

宮下佳代子（みやした かよこ）

大阪公立大学大学院看護学研究科

本書を読むにあたって

　新生児は身体的に呼吸器・循環器・消化器などさまざまな臓器で未熟です。新生児に接した経験のない保護者も多く，子どもの様子に戸惑うことがよくあります。

　本書の新生児編では，概ね生後1か月までの相談に対して，保護者が心配している症状別に観察ポイントをあげ，それらが，生理的範囲やケアの問題と考えられる状態なのか，または病気が疑われる状態なのかについて整理しています。保護者は子どもを観察することに慣れていないかもしれないので，まずは訴えのある気になる症状について保護者がどこをどう見ればよいか話を進めることが，電話での会話をスムーズに進めるためにも重要です。

　病気が疑われる場合は受診を勧めて電話は終わりますが，生理的範囲やケアの問題と思われる場合は，新生児の見方や考え方について説明が必要です。そのため本書では，保護者にできる観察点や対処方法，その理由などについて説明しています。夜間の電話相談の目標は育児相談としてすべてを解決するより，保護者がある程度納得してその夜を越えることです。保護者の気持ちを汲み取りながら，保護者の心配なことに根拠を示して応じることにより，保護者が「専門家に相談しよう」という気持ちをもつことが，日中の育児相談につながります。

　乳児編は，生後2か月〜1歳までの乳児の病気やけがの相談について記載しています。生後1か月を過ぎると，子どもも成長し，保護者も子どもの状態を把握できるようになります。生後4か月ごろになると，あやすと笑うなど健康な状態の機嫌がわかるようになり，全身状態を把握するための質問も変わってきます。

　乳児後期になると，母体からの免疫が消失し，人と出会う機会も増えて，感染症に罹患しやすくなりますが，幼児期の子どもへの対応と大きな差はなくなってきます。ただ，乳児に特有の疾患もあるので，本書ではそれらについて解説しています（疾患を鑑別する必要はないのですが，考えられる疾患を理解するため）。昔に比べ，病気にかかることは減少しましたが，乳児はまだ体が弱く病気の進行は早いので，まれではあるものの緊急性のある状態が存在することを頭に入れて，保護者の訴えを丁寧に聴き取ることが大事です。

　最近は，入園まで病気をした経験がなく，低月齢から保育所に入園する乳児も増えました。いったん病気にかかったら，治るまで一定の時間が必要であることが体験的にわかっていないと，「朝に症状が軽減していたから登園が可能」と思ってしまう保護者もいます。本書では主な症状について，それぞれ登園できる判断基準を示しました。治りきらないうちに登園すると体調不良が続き，結局休む期間が長くなることが多いので，治る目安を保護者に知ってもらうことは大事です。

　症状を表す言葉や用語は，医学的正しさより保護者のわかりやすさを優先している場合があります。わかりにくい表現などがありましたら，ご一報いただければ幸いです。

CONTENTS

第Ⅰ章 総論 …… 1

- 新生児期の電話相談を受けるにあたって ………… 2
- 新生児期の生理的特徴（機能的発達） ………… 4
- 乳児期の電話相談を受けるにあたって ………… 7

第Ⅱ章 新生児期の症状 …… 9

① 発熱 ………… 10
  - +α 新生児敗血症 ▶ 12
② 低体温 ………… 13
  - +α 先天性甲状腺機能低下症 ▶ 15
  - +α 重症感染症 ▶ 15
③ 嘔吐，吐乳・溢乳 ………… 16
  - +α 胃軸捻転 ………… 18
  - +α 腸回転異常 ………… 18
④ お腹が張る・腹部膨満 ………… 19
  - +α ヒルシュスプルング病 ▶ 21
⑤ 便の異常（回数・色） ………… 22
  - +α 新生児と乳児のビタミンK欠乏性出血症 ▶ 24
⑥ 尿の異常（回数・色） ………… 25
⑦ 呼吸の異常 ………… 27
  - +α 先天性横隔膜ヘルニア ▶ 29

⑧ 鼻閉（鼻づまり） ……………………………………………… 30
⑨ 飲まない ………………………………………………………… 33
⑩ 泣きやまない …………………………………………………… 36
　　+α ヘアターニケット症候群 ➤ 38
⑪ 眠らない，眠りすぎる ………………………………………… 39
⑫ 手足のピクつき，異常運動，発作 …………………………… 42
　　+α 新生児発作（新生児けいれん）➤ 44
⑬ 頭部外傷 ………………………………………………………… 45
⑭ 皮膚の色①チアノーゼ ………………………………………… 48
　　+α 先天性心疾患 ➤ 50
⑮ 皮膚の色②黄疸 ………………………………………………… 51
　　+α 胆道閉鎖症 ➤ 53
⑯ 皮膚のトラブル（湿疹） ……………………………………… 54
　　+α ブドウ球菌性熱傷様皮膚症候群（SSSS）➤ 56
⑰ 口腔の症状 ……………………………………………………… 57
⑱ 眼の症状 ………………………………………………………… 60
⑲ 臍の症状 ………………………………………………………… 63
⑳ 外陰部の症状 …………………………………………………… 65
㉑ しゃっくり ……………………………………………………… 67
㉒ 胸の形態異常など ……………………………………………… 68

CONTENTS

第Ⅲ章 乳児期の症状　69

1. 発熱 …………………………………………………………… 70
2. 嘔吐，吐乳・溢乳 …………………………………………… 75
   - +α 新生児・乳児食物蛋白誘発胃腸症（新生児−乳児消化管アレルギー）▶ 78
3. 下痢，便の異常 ……………………………………………… 80
4. 便秘 …………………………………………………………… 85
5. 咳 ……………………………………………………………… 89
6. 呼吸困難，息が苦しそう，喘鳴 …………………………… 93
7. 飲まない ……………………………………………………… 97
8. 泣きやまない，不機嫌 ……………………………………… 101
   - +α 不整脈 ▶ 104
9. 手足が冷たい，顔色が悪い ………………………………… 105
   - +α 乳幼児突然死症候群（SIDS）▶ 108
   - +α 乳幼児突発性危急事態（ALTE）およびBRUE ▶ 108
10. けいれん・手足のピクつき ………………………………… 110
    - +α 点頭てんかん（West症候群）▶ 113
11. 発疹 …………………………………………………………… 114
12. 熱中症 ………………………………………………………… 118
13. 外傷 …………………………………………………………… 122
14. 誤飲 …………………………………………………………… 125

第 IV 章　新生児期の感染症　　129

新生児期の特徴 …………………………………… 130
細菌感染症 ………………………………………… 130
ウイルス感染症 …………………………………… 131

第 I 章

総論

新生児期の電話相談を受けるにあたって

　新生児期の電話相談の対象は，出産施設で大きなトラブルがなく退院した親子である。新生児期の重症の疾患のほとんどは胎生期や出生直後に発見され対処されているので，電話相談は新生児の未熟性や生理的状況がわからないための相談が大半を占めると考えてよい。わずかに潜む重症疾患を見落とさないことと，保護者の不安への対処が電話相談のポイントとなる。保護者が不安感の募る夜間を乗り越え，日中に誰かを頼れるよう支援者が導くことが重要なため，新生児と保護者の状況を理解しておく必要がある。

1　新生児期は胎外生活への適応のために大きな変化が起こる時期

　大きな変化の特徴と傾向（図1）を理解し，必要であれば母親に簡潔に説明する。

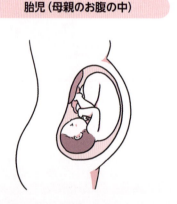

胎児（母親のお腹の中）　　　　　新生児

羊水に浮かび，酸素と栄養を与えられ，光の刺激のほとんどない水中生活　　　自分で呼吸し，栄養を摂り，体にかかる重みに耐え，光の変化に慣れていく時期

図1　胎内と胎外の特徴

2　新生児期の生理的特徴（p4〜6参照）

①呼吸回数が多く，呼吸の調節にも慣れていない。肺は体の割に小さく，成長のために酸素を多く使うので，呼吸回数が大人の約2.5倍である
②皮下脂肪や筋肉層が薄く，体温調節も未熟なため，環境温度や体動で体温が変わりやすい
③胃は小さく丸いため，吐乳・溢乳しやすい
④腸の動きも未熟で，腸壁が薄く，腸が拡張してお腹が膨らみやすい
⑤視力は0.02〜0.05と低い
⑥昼夜の区別がなく生体リズムは不明瞭であり，睡眠は2〜3時間ごとの周期のことが多い

3　新生児の状態と保護者の不安の受け止め方

　新生児は全体に未熟で，目の前の子どもが，映像などに登場する「赤ちゃん」のイメージと異なることも多い。電話では保護者の言葉から子どもの状態を想像しながら話すので，保護者の不安感を受け止めるとともに，まずは状態を確認し，心配なことについて新生児ならではの特徴を説明する（図2）。

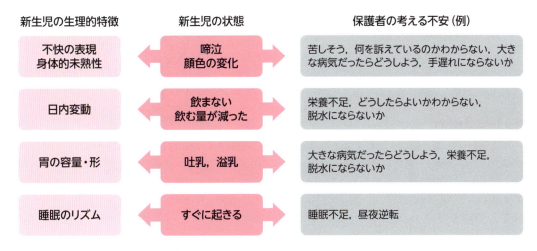

図2　新生児の状態と保護者の不安の受け止め方（例）

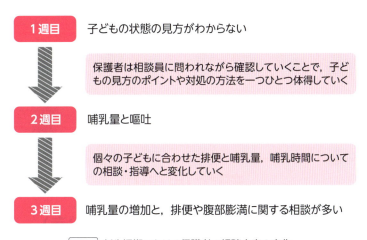

図3　新生児期における保護者の相談内容の変化

〔宮下佳代子，的場仁美，林文子，他：大阪府小児救急電話相談（#8000）に寄せられる新生児についての相談内容．第67回日本小児保健協会学術集会，2020．より引用〕

4 週齢に応じた相談内容の変化

　新生児の成長はめざましく，ひとくくりに新生児といっても，週齢で相談内容は変化する（図3）。週齢が進むにしたがい，新たな適応の不具合が出てくるが，新生児の保護者もまた変化していくので，現在の状況を乗り越える丁寧な対応が大事である。

5 背景にある保護者の情報（育児行動）を把握し，日中の小児科受診や育児相談の利用を促す

　多くの家庭では，子どもが生まれるまで新生児と接する機会は乏しく，親が孤立している場合も多い。初めてのこと，あるいはきょうだいでは起こらなかったことなどで，夜間に不安が募る場合も多い。育児不安は，電話だけでは解消できず，身近な相談相手が必要であり，日中の医療機関や支援機関の利用を促す。

　小児救急電話相談は，緊急性のある病気やけがの相談が主で，カウンセリングは行っていない。丁寧な受け答えは大事であるが，すべての解決をめざさず，今を乗り越えて次につなげるようにする。

6 ▶ 電話相談の大半は病気ではない場合が多いが，病気の場合は重症化しやすい

病気かどうか見極めるためには経過をみることが重要である。病気の場合，進行が早いので，2〜3時間後（次の授乳時）に状態を確認するように伝える。

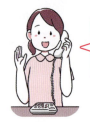

次の授乳のときに〇〇だったら，受診または再度電話相談をお願いします。

7 ▶ 後期早産児

在胎34〜36週6日に生まれた後期早産児は，特に問題がなければNICUに入院せず，正期産児と同様の経過で退院し，家庭で養育される。しかし，哺乳障害，低血糖，黄疸，低体温，呼吸障害などを起こしやすく，保護者も不安感をもっている場合が多い。子どもの状態と不安感を聴き取り，ある程度哺乳ができているようであれば，翌日の日中に，出産した産婦人科あるいは小児科か保健センターに相談するように促す。

8 ▶ 受診先について

- 出産施設で大きなトラブルがなく退院した新生児において病気の可能性が考えられる場合，出産した施設が周産期センターのように産婦人科・小児科の連携があれば，その施設の小児科の受診を勧める。産婦人科単独あるいは院内にすぐ受診できる小児科がない場合や里帰りなどで出産施設が遠い場合は，地域の小児科か，一次救急医療機関の受診を勧める。
- 新生児が哺乳できていて，病気の可能性は低そうだが，保護者の不安が強い場合は出産した施設に電話をして，（産婦人科の）助産師に相談してもよい。
- 育児不安が強かったり，ケアの方法がわからなさそうであれば，出産した産婦人科か市町村の保健センターに連絡するとよい。新生児訪問や産後ケアにつなげる。

新生児期の
生理的特徴（機能的発達）

新生児は特有の生理的特徴があり，その仕組みや発達過程を理解しておく。

■ 呼　吸

- 新生児の気道は細く鼻呼吸が主である。胸郭が柔らかく呼吸筋も弱い。肋間筋や呼吸補助筋が発達していないため，横隔膜の上下運動による腹式呼吸である（乳汁摂取後の腹部膨満など物理的な横隔膜の圧迫は呼吸に影響する）。
- 生後2週間〜2か月ころまでに認められる乾いた感じの鼻閉は生理的なものである。哺乳中の息継ぎでは吸気の流速が速くなるので，乾いた感じでブヒブヒと聞こえることがある（羊水に浸かった水中生活から乾燥生活への移行過程）。
- 体表面積あたりの肺胞面積が成人の1/2しかない（肺胞ガス交換面積は成人の1/20）にもかかわらず，代謝は成人の3倍であり，酸素消費量が多い。そのため1分間の呼吸数は40〜50回と多い。
- 呼吸調節機能が未熟，呼吸回数の増加により低酸素血症や高二酸化炭素血症を代償しようとする。しかし，延髄の呼吸中枢が未熟なため呼吸回数の増加にて呼吸中枢が抑制され，低酸素状態を悪化させる。

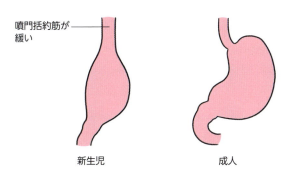

図4　胃の形状の比較

■ 循　環
- 胎児循環から新生児循環へと変化する（卵円孔の閉鎖：肺呼吸の確立とともに出生後数分で閉鎖する。動脈管の閉鎖：生後15〜30時間で閉鎖する）。

■ 体　温
- 体重あたりの体表面積が大きく，皮下脂肪層が少なく，筋肉層も薄いため熱放散が大きく，環境温度の影響を受けやすい。
- 振戦（シバリング）による熱産生が起こらず，寒冷刺激に伴い分泌されるノルアドレナリンによって褐色脂肪組織における血流が増加することで熱産生を行う（筋肉ではなく）。褐色脂肪組織は背部（肩甲骨から腋窩，脊柱），腎付近に多い。
- 皮膚血管の温度に対する反応が緩慢で，体温調整中枢や発汗機能が未熟であり，環境温度や体動によって体温が変動しやすい。

■ 腹　部（消化器）
- 出生後の胃内容量はおおよそ50mL，生後1か月で90〜150mLとなる。胃内pHは中性付近で，3〜5歳までに成人と同様になる。胃内に入った乳汁の全部が腸へ送り出されるまでに母乳では2〜3時間を要する。胃の形は縦型で，噴門括約筋の発育不全もあり，吐乳・溢乳しやすい。2〜3歳で（成人同様の）釣鐘状になる（図4）。
- 出生直後の腸内は無菌状態で，生後2〜3日ごろから腸内細菌叢が形成される。
- 新生児の腸蠕動運動（腸管壁が内容物により伸展刺激を受けたときに起こる収縮−拡張の連続的な反射運動）は不規則で未熟で，全体的な協調運動も悪いため，腸内容物が停滞しやすい。
- 排泄は不随意的に行われる。2〜3週までは授乳のたびに排便があることもある。
- 腸管壁が薄く，容易に腸管拡張による腹部膨満が起こる。
- 新生児の膀胱容量は6〜44mLで，哺乳量の増加に伴い尿量も増える。正期産児では生後1週ごろになると尿量は約300mL／日まで増加する。

■ 皮　膚
- 皮下脂肪層が少なく，筋肉層も薄い。表皮・真皮ともに薄く，結合組織が脆弱である。角質層（成人の半分）のバリア機能は生後10〜14日に急速に発達する。
- 出生直後の皮膚はpH6.3ぐらいである（早産児は皮脂膜が形成されず，アルカリ性に傾きやすい）。生後4〜5日で健康な皮膚の目安となるpH5に近くなる。
- 肝機能が未熟なため間接ビリルビンが血中に蓄積し黄疸が起こる（黄疸は生後2日ごろより出現し，4〜5日をピークに，7〜10日で消失する）
- 顔面の発赤（サーモンパッチ）は静脈の拡張によるもので，20〜30％の新生児に認められる。色は

ぼんやりした赤で，辺縁はやや不明瞭で，赤色が濃いと残ることがあり，1歳を過ぎても明瞭に残っていればレーザー治療を検討する。
- 生後2週間〜2か月に，頬部を中心に体幹上部にかけてニキビ(新生児ざ瘡)ができやすくなる。2か月ごろに思春期近くの値までテストステロンが上昇する。

■ 感覚機能
- 視力：光に対する能力は胎児期からある。焦点を合わせる能力はまだ不十分である。視力は0.02〜0.05程度と推定され，20〜25cmの範囲で最もよく見え，人間の目を注視するという反応も確認されている。
- 聴力：母胎内ですでに音を聞きとっている。正期産児での聴覚反応は20〜30dB(小さな囁き声ぐらい，通常の会話は50〜60dB)である。母親が話しかける高い調子のイントネーションや誇張された話し方に強く反応する。
- 味覚：胎児期からすでにあり，新生児は母乳と人工乳の味の区別ができる。
- 嗅覚：敏感で，自分の母親の母乳とほかの母親のにおいを生後1週間で区別することができる。
- 皮膚感覚：触覚，痛覚，温度感覚といった皮膚感覚は発達しており，痛み刺激により血圧や心拍数の上昇，酸素分圧の低下など生理的な悪影響がみられる。
- 生体リズム：新生児にはさまざまな周期の生体リズムが観察され，どれも1日24時間の概日リズムとは同期しないものであり，生後8〜12週を経てようやく概日リズムが確立されてくる。
- 眼脂(目やに)：涙の排水孔(鼻涙管)が細いので目やにがよく出る。
- 児の空腹のサイン
  - おっぱいを吸うように口を動かす
  - おっぱいを吸うときのような音を立てる
  - 手を口に持っていく
  - 素早く目を動かす
  - "クー"とか"ハー"というような柔らかい声を出す
  - むずかる

■ 免疫機能[1)]
- 新生児は，細菌防御システムである好中球機能や補体活性が低く，ウイルス防御の免疫能も未熟である。
- 胎児が無菌的な環境に置かれているため免疫能をはたらかせる機会がなかったこと，妊娠に伴う母体由来の免疫抑制物質が影響を及ぼしていることより，自身の免疫能力はきわめて低い。
- 母親から胎盤を介してIgG免疫グロブリン(抗体)を受けるため，麻疹・風疹・水痘の既往のある母体から出生した場合はこれらの疾患には罹患しないが，母体に免疫がなければ感染し重症化の可能性がある。
- 胎盤を介してIgGが移行するのは在胎17〜33週であり，32週より早く生まれた児は受動免疫も低い。

乳児期の電話相談を受けるにあたって

1 生後2か月から始まる予防接種を考慮する

　生後2か月になると予防接種が開始される。予防接種後に発熱の症状がある場合，その説明を受けていても「発熱」自体を心配したり，熱の高さや初めての発熱の不安などから，電話で相談される保護者は多い。保護者は予防接種との関連を考えていない場合もあるので，相談の際，早い段階で予防接種の有無を確認する。

　予防接種を受けておらず，うつ熱でもなさそうな場合，38.5℃を超える発熱はすぐに受診が必要である。母体由来の免疫は生後6か月ごろまでにほぼ消失する。自身の抗体産生能力が高まるまでの生後3か月ごろが免疫グロブリンの最も低くなるときで，一過性の生理的免疫不全状態と呼ばれている。感染症の進行は特に基礎疾患のない乳児でも時間単位で進み，低出生体重児では分単位で進むと考え，早めの受診やこまめに経過をみることを勧める。

　多くの先天性疾患は出生時～新生児期に発症または発見されるが，なかには新生児期を過ぎた乳児早期に発症する場合もある。先天性免疫不全や先天代謝異常，母体疾患の影響も可能性は考えられる。

2 低出生体重児への配慮

　わが国では，出生数に占める低出生体重児の割合は1980年代から増加傾向にあり，2005年ころからは9％台中盤で横ばいが続いている[2]。母体からの移行抗体（IgG）は，妊娠後期になってから移行するため，早産児では，母親からの移行抗体は十分ではなく，腸管や気管支粘膜での抗体産生や細胞性免疫機能も十分ではない。したがって，感染しやすく，かつ急速に重症化しやすいという特徴がある。小さく生まれたことへの自責の念や育児の困難感を抱く保護者も多いが，NICUを退院した児でも，入院中に特に問題のある合併症がなければ，NICUの医療スタッフに直接緊急時の連絡先を聞いていない場合もある。電話相談では，丁寧に話を聴き，ある程度哺乳ができているようであれば，日中に出産した産婦人科あるいは小児科，保健センターに相談するように促す。

3 離乳食が始まったら

　食物アレルギーの症状が出る場合，食べた後30分以内に起こる即時型のアレルギーがほとんどで，最も多い症状は，皮膚の発赤や湿疹，じんましんなどである。目の腫れや充血，口の腫れなども同時に現れる場合もある。まれではあるが，アナフィラキシーショックで明らかな呼吸困難，血圧低下，意識障害などを伴い，ぐったりしている場合はすぐに治療が必要なため救急車を呼ぶ。離乳食を食べる時間帯を考えると，夜間にアナフィラキシーショックについて急な相談があることは少ない。

　しばらくたってから症状の出る遅延型アレルギーでは，食べた後8時間後から翌日などに，湿疹などのアレルギー反応が出るが，夜間では冷えすぎない程度に皮膚を冷やすなどかゆみの対策を行い，日中に小児科やアレルギー科への受診を勧める。

4 保育園に入園したら

　子どもは感染を繰り返して免疫力が高まっていく。生まれたとき母親から授かった免疫が消えていき，生後6か月ころから感染しやすくなる。保育園では集団生活のなかでウイルス感染を繰り返すことが多く，特に生後1年以内に入園した子どもはかぜの罹患率が高くなる。入園まで病気をした経験がない子どもも多く，感染を繰り返すことに不安を抱く保護者もいる。入園後1年間は感染を繰り返すが，感染することにより免疫を獲得していくので，3歳ころになると休むことも少なくなる。

　治りきらないうちに登園すると，別の感染症にかかりやすくなり，体への負担も大きい。結局休みが

増えるので，無理をしないで休むことを勧める．電話のタイミングで病児受け入れの態勢がとれていない場合は，とりあえず翌日をどう乗り切るかを家族で考えるように促す．この機会に子どもの病気やけがに際して，両親どちらかが休暇を取る，病児保育を利用する，病児にも対応してくれるベビーシッターを探す，家族・親族に依頼するなど，保育園〜小学校低学年の時期は保育園以外のバックアップ体制をつくっておくことを勧める．

5 ハイハイ，つかまり立ちが始まったら

　乳児が自分で好きなところに移動できるようになると，けがや誤飲などが増えてくる．バランス感覚も未熟なので，つかまり立ちが始まったら転倒するのは当たり前だが，転ぶことをすべて危険と考えて心配する保護者もいる．活発な乳児は，高いところや階段も上りたがり，転落の可能性も出てくる．家庭内の対応で済む打撲や外傷の程度や，対処方法などを伝えられるようにする．

―――― 文　献 ――――

1) 仁志田博・編：新生児の免疫の特徴．新生児学入門，第5版，医学書院，東京，2020, pp323-325.
2) みずほ情報総研：低出生体重児保健指導マニュアル；小さく生まれた赤ちゃんの地域支援．平成30年度子ども・子育て支援推進調査研究事業；小さく産まれた赤ちゃんへの保健指導のあり方に関する調査研究事業．2019年3月．
https://www.mhlw.go.jp/content/11900000/000592914.pdf（2024年7月3日アクセス）

第Ⅱ章

新生児期の
症状

新生児期の症状

1 発 熱

受診を見きわめる手がかりと観察ポイント

❶ 環境温度，衣類・寝具（掛け物）により，暖かくしすぎていないか？
❷ 哺乳の状態（飲んでいるか？）
❸ 活気がない，呼吸が変，手足が冷たい，皮膚の色が赤黒いかまだら

受診の目安

チェック事項	生理的範囲・ケアの問題	病気の可能性	
	注意して経過観察	すぐに受診	救急車
環境温度，衣類・寝具	☐過剰に保温されている	☐過剰な保温はない	―
哺乳	☐飲み方は変わらない	☐飲み方は変わらないか，弱い	☐飲まないか，飲み方が弱い
そのほかの状態・症状	☐特になし	☐特になし ☐活気がない気がする ☐多呼吸	☐活気がない ☐呼吸が変 ☐手足が冷たい ☐皮膚の色が赤黒いかまだら

環境温度が高い・着せすぎなどの場合

● 環境温度を下げる，衣類や寝具を減らすなどして30分後に体温を測定し，下がってきたか確認する
● 哺乳の状態（飲んでいるかどうか）を，気をつけてみる

⬇

ほかに気になる症状がなく，哺乳もできていて機嫌がよく，体温が下がれば，そのまま様子をみる
・心配な場合は，翌日に小児科を受診する
・受診できない場合は，急変しないかを自宅で見守る

判断に必要な知識

● 新生児の至適体温は36.5～37.5℃とやや高めであり，この範囲であれば発熱とはいえない
● うつ熱の可能性を考え，周囲の環境温度が高すぎないか確認する。新生児は自律神経がまだ発達していないので体温調節がうまくできず，環境温度の影響を受けやすい。環境温度を調節し，至適体温に戻れば受診は不要である
　上記以外の発熱の場合は重篤な疾患の可能性があり，受診する。受診先は，出産した病院の小児科または一次救急医療機関。哺乳力が弱い，飲む量が少ない，呼吸が変，顔色や手足の色が普段より赤黒いかまだらであったり，次の授乳までの間おむつが濡れない場合は，すぐに受診。

保護者への確認とアドバイス

❶環境温度，❷衣類・寝具，について現状を聴く。

POINT 1　病気ではないのによく遭遇する発熱の原因

- 産婦人科病院と同様の室温を保ち，肌着＋上着＋ベビー毛布をかけている
- 室温は大人が寒くない温度設定で，肌着＋上着＋フリース素材の衣服または寝具を使用している

POINT 2　新生児の状態をみるポイント

※電子体温計の特徴として頻回の測定は不備が出やすい，耳温計では体温が高く出やすい

①皮膚温
- 肌に触れてみる。熱い場合は，顔色が赤く，首すじから背中が熱い

②汗
- 前額やこめかみ，後頭部などに汗をかいていれば，児は暑いと感じている
- 新生児は背中の部分で熱産生するので，背中は温かく汗をかきやすい

③活気，姿勢
- 環境温度が高いと，活気は低下し，眠りがちで，だらりとした姿勢になりやすい

POINT 3　その他，家族へのわかりやすいアドバイス

- 新生児は皮膚が薄いので，環境温度の影響を受けやすい
- 今の住宅は夜間に冷え込むことは少なく，暑くなりやすい

以上より，
- 家族が就寝時に何枚ぐらい服を着ているか確認して，新生児には家族と同じか1枚多い程度に衣服＋寝具を整え，新生児の手足や体に触れて調節する
- 背中に汗をかいている場合は，汗拭きや体位変換をこまめに行う
- 衣類や寝具の調節がよくわからない場合は，産婦人科の助産師や，保健センターに相談する
- 室温は，冬は20℃前後，夏は26℃前後が一般的に過ごしやすいとされる。産婦人科（新生児科）では室温が25～26℃で，新生児は衣服1枚＋毛布1枚で（低体温にならず），体温が保たれるとされている[1]

CHECK! 重篤な病気を見逃さないために

発熱以外で注意する症状

- ☐ 高熱にもかかわらず，顔色が普通〜白いまたは青い
- ☐ 飲まない，呼吸が変，皮膚が赤黒いかまだら，姿勢がだらりとしている
- ☐ おむつに膿のようなもの（黄緑色，鼻くそ様）が付いている
- ☐ 3時間以上，排尿していない

【様子をみる場合】
次の授乳までに上記の症状が現れるなど悪化していれば，すぐに受診

見逃してはならない重篤な病気

【すぐに受診，迅速な対応が必要】
- ☐ 重症感染症，新生児敗血症，髄膜炎〔大腸菌，B群溶血性連鎖球菌（Group B *Streptococcus*；GBS）による細菌性髄膜炎〕，腎盂腎炎
- ☐ 頭蓋内出血やけいれんなどに伴う中枢性発熱
- ☐ 脱水，飢餓熱

【日中受診】
- ☐ 甲状腺機能亢進症による発熱

+α 新生児敗血症

敗血症は血液中に病原体が侵入し，炎症によって起こる種々の臓器の障害を伴う病態で，年齢にかかわらず発症する重症感染症である。新生児はもともと感染症に対する抵抗力が弱いため，致死率も高く，合併症を起こすこともあるため，早期に診断・治療を行う必要がある。

出生後72時間以内に発症する早発型敗血症は，出産の前後に母体から感染した菌で発症する。一方，72時間以降に発症する遅発型敗血症が退院後に問題となる。病原体は細菌（B群溶血性連鎖球菌，黄色ブドウ球菌，大腸菌や緑膿菌など）が多いが，一部のウイルス（パレコウイルス，単純ヘルペスウイルス，エンテロウイルスなど）でも起こる。

新生児敗血症でみられる症状は，発熱もしくは低体温，活気低下，末梢の冷感や，無呼吸あるいは多呼吸，呻吟（唸るような呼吸），鼻翼呼吸，陥没呼吸などの呼吸異常，意識障害などである。腹部膨満や黄疸を認めることもあり，いずれも特異的なものが少ないのが特徴である。臨床症状が比較的短時間で進行する場合はショックに至るケースがみられ，新生児敗血症を疑って早急に対処する必要がある。

文 献

1) 仁志田博司・編：新生児の体温調節. 新生児学入門，第5版，医学書院，東京，2018, pp123-125.

2 低体温

受診を見きわめる手がかりと観察ポイント

1. 環境温度が低すぎないか？
2. 頸の後ろから背中，手足は冷たくないか？
3. 哺乳の状態（飲んでいるか？）
4. 活気がない，呼吸が変，皮膚の色が黒っぽいかまだら

受診の目安

チェック事項	生理的範囲・ケアの問題	病気の可能性	
	注意して経過観察	すぐに受診	救急車
環境温度	□低い	□特に低くない	ー
肌の温かさ	□背中は温かい □手足はやや冷たい	□背中が冷たい状態が続く □手足をさすっても冷たい	□体全体が冷たい
哺乳	□飲み方は変わらない	□飲み方は変わらないか弱い	□飲まない・飲み方が弱い
そのほかの症状	□特になし	□特になし □活気がない気がする □顔色が赤い	□活気がない □呼吸が変 □皮膚の色が黒っぽいかまだら □顔色が赤いか青白い

環境温度が低く，哺乳は変わらない場合
- 環境温度を上げる，衣類や寝具で温める，手足をゆっくりと撫でてマッサージするなどして，30分後に体温を測定し，上がってきたか確認する
- 哺乳（飲んでいるかどうか）については，気をつけて様子をみる

ほかに気になる症状がなく，哺乳できていて，体温が上がれば，そのまま様子をみる
- 心配な場合は，日中に小児科を受診する

判断に必要な知識

- 新生児の場合，36.4℃以下は低体温と考えられる
- 周囲の環境温度に注意する。早産児は体温が低下しやすい。服を1枚多く着せたり，布でくるむなどで保温する
- 環境温度は問題ないのに低体温の場合は，重篤な疾患が原因のことが多く，温かくして受診する
  受診先：出産した病院の小児科または一次救急医療機関
- 飲み方が少ない，呼吸が変，顔色や手足の色が普段より青白いか黒っぽい，おむつが濡れない場合は出産した病院の小児科を受診または救急車を呼ぶ

| 保護者への確認とアドバイス | ❶環境温度，❷衣類・寝具，について現状を聴く。 |

POINT 1　病気ではない場合によく遭遇する低体温の原因

- 室温が低い（室温が20℃以下）。室温計は冷暖房機の設定温度でなく，新生児のそばの室温を確認する
- 新生児を窓の近くに寝かせていると，夜間の冷え込みで体温が下がることがある

POINT 2　新生児の状態をみるポイント

①皮膚温
- 頸の後ろから背中の皮膚温を確認する
- 肌に触れてみる。手足が冷たくても，お腹や背中が温かく様子が変わらない場合はあまり問題ない
- 手足が冷たい場合はゆっくりと撫でてマッサージし，色や温度がよくなる場合は問題ない。全く変化がなく冷たい場合は受診を勧める
- 衣服や寝具で温めても，お腹や背中が冷たい状態が続く場合は受診を勧める
- 低温環境下に長時間置かれた場合，飲みが悪い，元気がない，皮膚が非常に冷たいなどの症状があるが，顔面は紅潮して色がよく，一見元気そうに見えることがあり，注意を要する

②姿勢
- 環境温度が低い場合，新生児の活気が上昇して眠れなくなったり，屈曲姿勢をとりやすくなる

POINT 3　その他，家族へのわかりやすいアドバイス

- 手足だけが冷たいことは，特に異常でなくてもよくある
- 手足だけが冷たいときは，マッサージで色や温かさが戻る。新生児のマッサージは触れる程度の強さでゆっくりと撫でる。マッサージは体に近い手足から始め，手のひらや手指，足の裏や指は刺激が強いので後回しにする。泣く・いやがる場合は無理をしない
- 新生児は皮膚が薄いので，周りの温度の影響を受けやすい
- 新生児は体温調節が未熟なので，少しの環境温度の変化でも体温異常になりやすい
- 体温が低い状態が長く続くと，それだけで危険なこともある
- 新生児の重症の病気では，熱が上がるより下がることが多い。30分温めても体温が上がらない場合は重症の病気の可能性があり，すぐに受診する

重篤な病気を見逃さないために

低体温以外で注意する症状

☐ 飲まない，呼吸が変，皮膚が赤黒いかまだら，手足がだらりとしている

【様子をみる場合】
30分温めても体温が上がらない，上記の症状が現れるなど悪化していれば，すぐに受診

見逃してはならない重篤な病気

【すぐに受診，迅速な対応が必要】
☐ 重症感染症，敗血症（p12参照），髄膜炎〔大腸菌，B群溶血性連鎖球菌（Group B *Streptococcus*；GBS）による細菌性髄膜炎〕，腎盂腎炎
☐ 中枢神経異常
☐ 心不全

【日中受診】
☐ 甲状腺機能低下症

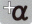 **先天性甲状腺機能低下症**[1)2)]

　生まれつき甲状腺のはたらきが弱く甲状腺ホルモンが不足する疾患である。発生頻度は3,000〜5,000人に1人程度と推定されている。出生後の早期には，元気がない，哺乳不良，体重増加がよくない，黄疸の遷延，便秘，手足が冷たい，泣き声がかすれている，臍ヘルニアなどの症状が現れることがある。長期的には体の成長や知的な発達の遅れが問題となる。現在，日本ではこの疾患について新生児マススクリーニング検査が行われており，症状が明らかになる前に発見されることがほとんどである。しかし，新生児マススクリーニング検査で発見できないケースもまれにあるので，上記の症状がある場合は精査が必要となる。治療は，甲状腺ホルモンを経口で補充する。

 重症感染症

　新生児は免疫能力が不十分で，容易に感染症に罹患するだけではなく，急速に重症化する。小児や成人では問題にならない病原性の弱い菌による感染の頻度が高い。感染が起こっても症状が出にくいことも特徴で，感染症の症状として乳児期以降は発熱が主なものとなるが，新生児では発熱あるいは低体温といった体温の不安定が問題となる。体温が不安定なときはすでに感染が確立しているので，環境温度による影響が考えられない場合はすぐに受診すべきである。なんとなく元気がない，皮膚の色がなんとなくすぐれない，哺乳力低下・無呼吸・腹部膨満・嘔吐・黄疸・けいれんなどの症状も要注意である。感染症以外の重篤な疾患においても気をつける症状は同じで，早期受診を勧める。

―――― 文 献 ――――

1) 日本小児内分泌学会：先天性甲状腺機能低下症．
　　http://jspe.umin.jp/public/senten.html（2024年5月13日アクセス）
2) MSDマニュアル家庭版：新生児の甲状腺機能低下症．
　　https://www.msdmanuals.com/ja-jp/home（2024年5月13日アクセス）

3 嘔吐，吐乳・溢乳

 受診を見きわめる手がかりと観察ポイント

❶嘔吐について：吐いたものは，サラサラの白い乳（母乳またはミルク）か，黄色い液状（胃液）か，緑色の液状（胆汁）か？
❷哺乳の状態（飲んでいるか？）
❸便は出ているか？ 便の性状（胎便，母乳の便，血便など）は？

 受診の目安

チェック事項 ☑	生理的範囲・ケアの問題		病気の可能性	
	経過観察	注意して経過観察	すぐに受診	救急車
吐いたもの	☐母乳またはミルク ☐胃液・凝固乳など	☐母乳またはミルク ☐胃液・凝固乳など	☐うすい緑色（胆汁） ☐凝血塊が混じる	☐濃い緑色（胆汁） ☐鮮血
哺乳	☐よく飲む ☐哺乳のトラブルは感じない	☐よく飲む，または哺乳時にむせたり，詰まったり，咳込む ☐哺乳しにくそう，溢乳	☐飲み方は変わらないか弱い	☐飲まない，飲み方が弱い
便	☐母乳またはミルクの便で，よく出ている	☐胎便が混じる ☐便はあまり出ない ☐緑色の泡沫状の便	☐血便のような気がする	☐血便
げっぷ	☐げっぷが出にくい	☐げっぷが出にくい	―	―
腹部膨満	☐哺乳前のお腹は柔らかい	☐お腹が張っている気がするが，うつぶせで横に広がる	☐うつぶせでもお腹が盛り上がり，硬い	―
そのほかの状態・症状	☐特になし	☐よく泣く	☐活気がない気がする ☐吐いた後，顔色が青い・黒っぽい ☐ゼロゼロする	☐活気がない ☐呼吸が変 ☐手足が冷たい ☐皮膚の色が黒っぽいかまだら

判 断 に 必 要 な 知 識

- 新生児は胃の容量が少なく，胃の形が縦型のまっすぐで（p 5 参照），少しの刺激に敏感に反応しやすく，飲み込んだ空気を出すときに逆流しやすいが，吐くことが体に悪い影響を及ぼすことはない
- 元気で機嫌がよく，体重が増えている場合は，受診の必要はない
- 哺乳直後または30分以内に嘔吐する場合や排気とともに嘔吐する場合，病的であることは少ない
- 飲みすぎ，母乳がうまく吸啜できない場合，保健センターか，産婦人科や産後ケアなどで助産師に相談する

> **保護者への確認とアドバイス**
>
> ❶吐物の内容，❷哺乳の状態・乳頭のふくませ方，❸げっぷのさせ方，❹便の出方，について現状を聴く。

POINT 1　病気ではない場合によく遭遇する嘔吐，吐乳・溢乳の原因

- 泣き始めてからの授乳だと，空気を飲み込みやすく，呼吸が乱れて哺乳がスムーズでない
- 体が後ろに反って，げっぷがうまく出ない
- げっぷをさせようとして，背中を叩いてしまう
- 胎便がまだ出る，便の回数が少ないなど胃腸のはたらきが活発でない
- 飲ませすぎである（母乳の出が良好になっていることに気づいていない）

POINT 2　新生児の状態をみるポイント

①哺乳の状態
- うまく哺乳できていない，新生児の体が母親から離れていると空気を飲み込みやすい

②泣き方
- よく泣く，泣きすぎて興奮する場合も空気を飲み込みやすい

③うつぶせ姿勢
- 起きているときはうつぶせのほうが仰向けより，胃から腸に内容物を送る時間が短い[1]

POINT 3　その他，家族へのわかりやすいアドバイス

- 授乳のタイミングは，目が覚めて泣く前に飲ませることである
- 背中を丸くし足を曲げる胎内の姿勢で抱っこし，背中をゆっくりと撫であげてげっぷをさせてみる
- 授乳後やげっぷの後も30分ぐらい，母親のお腹から胸の上に新生児をうつぶせにして抱っこする
- 胎便がまだ出る，便の回数が少ないなどの場合は，新生児のお腹をそっとゆっくり触れてマッサージを行う。力を入れないで，「触れているとわずかに感じる程度」にやさしく撫でる
- 目が覚めているときに，うつぶせに寝かせてみる。母親の膝やお腹の上でもよい
- 新生児もだんだんと飲み方がじょうずになり，胃の形も変わってくるので，焦らない

重篤な病気を見逃さないために

嘔吐以外で注意する症状

- 腹部膨満，緑色の吐物，下痢，血便
- 飲まない，活気がない，だらりとした姿勢，呼吸が変，皮膚の色が黒っぽいかまだら

【様子をみる場合】
次の授乳までに上記の症状が現れるなど悪化していれば，すぐに受診

見逃してはならない重篤な病気

【すぐに受診，迅速な対応が必要】
- 重症感染症，敗血症，髄膜炎，腎盂腎炎
- 中枢神経疾患：頭蓋内出血，水頭症
- 先天代謝異常，副腎皮質過形成症
- 腸回転異常

【日中受診】
- 胃軸捻転，胃食道逆流，新生児乳児消化管アレルギー，ヒルシュスプルング病（p21参照）

胃軸捻転

新生児では胃の固定がゆるやかで長軸方向に胃が捻転しやすく，胃内容物は胃底部に貯留するため嘔吐しやすい。新生児や乳児にみられる胃軸捻転は，発育に伴い自然によくなるのが一般的で，体位療法などの保存的治療を指導する。

腸回転異常

胎児期には，長い腸管が腹腔内にうまく収まるために「回転」と「固定」という現象が起こる。その過程で異常が生じた場合に起こる疾患が腸回転異常である。このうち回転が途中で止まってしまうタイプが最も多く，腸がねじれやすい形となる。実際にねじれた状態を中腸軸捻転症という。捻転を起こして時間がたつと小腸と大腸の血行が悪くなり，壊死を起こす。また腸管が不十分な回転の結果，十二指腸を圧迫する膜がつくられ，十二指腸の部分で通りが悪くなることがある。腸回転異常で症状が出る頻度は6,000人に1人といわれている[2]。こういった中腸軸捻転や十二指腸の圧迫が起こると，急にミルクを飲めなくなったり，何度も激しく嘔吐する症状が現れる。中腸軸捻転による症状は80％が生後1か月以内に出るといわれている[2]。症状は急激に進行し，腹部膨満，さらに腸管の血行不良で血便が出ることもある。捻転が軽度の場合やねじれたり戻ったりする場合は，症状が軽度あるいは間欠的なこともある。中腸軸捻転が疑われた場合は緊急手術の適応で，腸管壊死の程度・範囲によって腸切除をせざるを得ないことがある。

文 献

1) 水野克己：栄養と発育・発達．仁志田博司編，新生児学入門，第5版，医学書院，東京，2018，pp265-266．
2) 日本小児外科学会：小児外科で治療する病気；腸回転異常症．
http://www.jsps.or.jp/archives/sick_type/tyoukaiten-ijoushou（2024年5月13日アクセス）

4 お腹が張る・腹部膨満

受診を見きわめる手がかりと観察ポイント

❶ 哺乳の状態（飲んでいるか？），腹部の張り具合
❷ 呼吸の様子（呼吸が変，苦しそう）
❸ 便は出ているか？ げっぷは出ているか？

受診の目安

チェック事項	生理的範囲・ケアの問題		病気の可能性	
	経過観察	注意して経過観察	すぐに受診	救急車
哺乳	□よく飲む □哺乳のトラブルは感じない	□よく飲む，または哺乳時にむせたり，詰まったり，咳込む □哺乳しにくそう，溢乳	□飲み方は変わらないか弱い	□飲まない，飲み方が弱い
腹部	□腹臥位で横に広がる	□腹臥位で横に広がる	□盛り上がっていて，硬い	□盛り上がっていて，硬い
呼吸	□特に問題ない	□特に問題ない	□苦しそう，呼吸が変	□呼吸が変
便	□母乳またはミルクの便がよく出ている	□胎便が混じる □便はあまり出ない □緑色の泡沫状の便	□便はあまり出ない	―
げっぷ，嘔吐，おなら	□げっぷが出にくい □溢乳や嘔吐 □おならが多い	□げっぷが出にくい □時に噴水状嘔吐 □おならが多い	□濃緑色吐物	―
そのほかの状態・症状	□嘔吐後は、ケロッとしている	□嘔吐後は、ケロッとしている □よく泣く	□活気がない気がする □吐いた後、顔色が青い・黒っぽい □ゼロゼロ音がする	□活気がない □手足が冷たい □皮膚の色が黒っぽいかまだら

判断に必要な知識

- 生後すぐから6か月くらいの乳児は，哺乳時に母乳やミルクと一緒に空気を飲み込んでいる
- 哺乳後のげっぷがうまくできていないと，空気は腸に移動するため容易に腹部膨満をきたす
- 腸の壁が薄くて柔らかく，腸管が風船のように膨らみやすい
- 授乳がうまくできているかどうか，保健センターか，産婦人科や産後ケアの助産師に相談する
- 綿棒浣腸がうまくいかない場合，受診や健診で医療者に実践で教えてもらうよう促す
- 腹臥位で横に広がるような柔らかい腹部膨満は特に問題ないが，腹側に盛り上がる硬い腹部膨満は異常である
- 腹部が硬くて皮膚に血管が浮き出ている場合，飲んでいれば日中に小児科を受診する

> **保護者への確認とアドバイス**
>
> ❶哺乳の状態，乳頭のふくませ方，❷げっぷのさせ方，❸便の出方，について現状を聴く。

POINT 1　病気ではない場合によく遭遇する腹部膨満の原因

- 授乳がうまくでず，よく泣き，空気を飲み込んでしまう
- げっぷがうまく出せず，空気が腸に送られてしまう
- 胎便がまだ出る，便の回数が少ないなど，胃腸のはたらきが活発でない
- 飲ませすぎている

POINT 2　新生児の状態をみるポイント

① 哺乳の状態
- うまく哺乳できているか確認する

② 泣き方
- 泣くと空気を飲み込みやすい

③ 姿勢
- 背中が丸くリラックスした姿勢や，起きているときにうつぶせ姿勢を取らせているか確認する

④ 便の回数や色

POINT 3　その他，家族へのわかりやすいアドバイス

- 授乳のタイミングは，目が覚めて泣く前がよい
- 体全体の緊張が強く硬い/反りが強い場合は，背中を丸くして足を曲げる胎内の姿勢で抱っこする。抱っこがうまくできない場合は，保健センターか，産婦人科や産後ケアの助産師に相談する
- げっぷのさせ方は，背中を叩くより，ゆっくりと撫であげるとよい
- 授乳後やげっぷの後，目が覚めているときにうつぶせに寝かせてみる。母親のお腹から胸の上に30分ぐらい新生児をうつぶせにして抱っこしてもよい
- 胎便がまだ出る，便の回数が少ないなどの場合は，新生児のお腹をそっとゆっくり触れてマッサージする。力を入れないで，「触れているとわずかに感じる程度」にやさしく撫でる
- マッサージをしたり，姿勢に気をつけても便が1日出ない場合は，綿棒浣腸をして腸を動かすようにする。綿棒浣腸の方法がよくわからないときは保健センターか，産婦人科や産後ケアの助産師に相談する
- ※**綿棒浣腸**：綿棒の先にオリーブ油をつけ，綿花が丸くなっている部分を全部，肛門から差し込んで軽く回し，周囲を刺激する。哺乳の後15〜30分以内のほうが出やすい。癖になることはないので，繰り返し行っても問題はない

重篤な病気を見逃さないために

腹部膨満以外で注意する症状

- 濃い緑色の吐物，血便・下血，飲まない
- 発熱，呼吸が変，皮膚の色が黒っぽいかまだら，だらりとした姿勢，3時間以上排尿していない

【様子をみる場合】
- 次の授乳までに上記の症状が現れるなど悪化していれば，すぐに受診
- 嘔吐の回数が増え，便が出ないか少量と感じる場合は後日，日中に小児科を受診

見逃してはならない重篤な病気

【すぐに受診，迅速な対応が必要】
- 重症感染症，敗血症，髄膜炎
- 中枢神経疾患：頭蓋内出血

【日中受診】
- ヒルシュスプルング病

ヒルシュスプルング病

　腸の動きを制御する神経節細胞が生まれつきないために腸の動きが悪く，腸閉塞や重い便秘症を起こす疾患である。腹部膨満が非常に強く，嘔吐を伴う。生直後から便が出にくいことがきっかけで新生児〜乳児期に診断されることが多く，重い腸炎や穿孔を合併して危険な状態になることもある。神経節細胞のない腸の範囲によって症状の軽重がみられる。外科治療が必要である。

5 便の異常（回数・色）

受診を見きわめる手がかりと観察ポイント

❶ 便の色や性状，いつから今の便か？
❷ 哺乳の状態（飲んでいるか？）
❸ 活気がない，皮膚の色が黒っぽいかまだら

受診の目安

チェック事項 ☑	生理的範囲	未熟性	病気の可能性	
	経過観察	経過観察 育児相談	日中受診	すぐに受診
便	□緑・白いブツブツが混じる □糸状や点状に血が混じる	□便が出ない □生後5日以上なのに胎便が出る	□白っぽい便が続いて，黄色くならない	□便全体が黒・赤黒くて生臭い
哺乳	□特に問題ない	□うまく飲めていない感じがする	□特に問題ない	□飲み方は変わらないか，弱い
活気，皮膚の色	□活気はある □皮膚の色は変わらないか，よい	□よく泣く □皮膚の色はよい～黒っぽい，青黒いまで	□活気はある □皮膚の色は変わらないか，よい	□活気がない気がする □手足が冷たく，皮膚色が黒っぽいかまだら

判断に必要な知識

- 排便回数は，1日数回〜20回以上までいろいろである
- 生後1〜2日ぐらいまでは胎便（緑がかった黒色便）が排泄される。3日目までには緑がかった茶色でヨーグルト状の便になる。4日目を過ぎると母乳栄養児では黄色で，ペースト状・粒状の便に変わる
- 便が出ない，生後5日以上たっても胎便が出る場合は，消化管（のはたらき）が未熟な場合がある（腹圧をかけることができない，肛門括約筋をうまく開けないなど）
- 排便回数が多い場合は，哺乳が順調で，1日の体重増加量が25〜30gであれば問題ない。腸のはたらきが活発と考える
- 母乳で育っている新生児は，生後4〜6週ころから急に便の回数が減ることも多い

> **保護者への確認とアドバイス**
>
> ❶便の色や性状，出方，❷哺乳の状態，について現状を聴く。

POINT 1　病気ではない場合によく遭遇する状態

- 胎便がまだ出る，便の回数が少ないなど，胃腸のはたらきが活発でない
- 排便回数が多い，哺乳と同時に少量の便が出て排便回数が非常に多くなる

POINT 2　新生児の状態をみるポイント

- 哺乳や活気：排便回数が多い場合や便の色が気になる場合は，哺乳・活気・眠っているときの様子などを確認する

【便の色や性状】
母子健康手帳の便色カード（識別写真）を参照する

① 緑色
- 病的な問題なし。腸の中が酸性になると胆汁の色素が黄色から緑色に変化する
- 排便後時間がたつ場合も，酸化されて緑色に変化する
- 母乳で便が緑色の場合は，5分程度の短時間で授乳を片方の乳房に変えていないか，授乳時間を短く制限していないか確認する。吸い続けるとガスのたまりにくい濃い成分が出てくるので，授乳時間の延長を促す

② 白いブツブツが混じる
- 人工乳（ミルク）の場合はカルシウムを含んだものが排泄される。消化していないわけではない

③ 糸状や点状に血が混じる
- 母乳では乳糖が腸内で発酵し腸内が酸性に傾くと，その刺激で蠕動運動が活発になる。酸性により腸の粘膜は出血しやすい。腸管リンパ濾胞も発達し，蠕動運動が活発でよく動くので，こすれてさらに出血しやすいが，大量出血にはつながらない。血液が少量であれば自然に治る可能性が高い。

POINT 3　その他，家族へのわかりやすいアドバイス

- 母乳で育っている新生児の便は，ゆるく回数も多いことが一般的である
- 生後1～2か月を過ぎると，消化・吸収力が身につき未消化物が出なくなり，排便回数は減ってくる
- 排便が2～3日なくても，便がスムーズに出て，機嫌や哺乳に問題がなく，お腹が張っていなければ便秘ではない
- 新生児期の便秘の原因は腸の動きが関係し，母乳不足や水分不足は無関係である
- 便の写真を撮影して，受診する際に提示する

CHECK! 重篤な病気を見逃さないために

便の異常以外で注意する症状

- ☐ 活気がない，吐血，皮膚の色が黒っぽい・青黒い

【様子をみる場合】
次の授乳までに上記の症状が現れるなど悪化していれば，すぐに受診

見逃してはならない重篤な病気

【すぐに受診，迅速な対応が必要】
- ☐ 消化管出血，消化管穿孔，新生児と乳児のビタミンK欠乏性出血症

【日中受診】
- ☐ 腹部緊満
- ☐ ヒルシュスプルング病

+α　新生児と乳児のビタミンK欠乏性出血症[1)2)]

ビタミンKには出血を止めるはたらきがある。ビタミンK欠乏性出血症では血液が固まりにくくなり，軽い刺激やきっかけで出血しやすく，脳出血や消化管出血など内臓に出血が生じると重篤になる。ビタミンKは胎盤透過性が低く出生時の備蓄が少ないこと，母乳中の含有量が少ないこと，ビタミンKをつくる腸内細菌が少ないことなどから，新生児は欠乏症を発症しやすいことが知られている。生後2～4日に多い新生児ビタミンK欠乏性出血症と，3週～2か月に多い乳児ビタミンK欠乏性出血症がある。乳児期遅発型は頭蓋内出血の発症率が高く，生命予後および神経学的予後は不良である。予防には，哺乳確立時から生後3か月までビタミンK_2投与が推奨されている。また，肝胆道系疾患がある場合はビタミンKの吸収障害によって欠乏症を発症しやすいため，肝胆道系疾患の早期発見のため便色カードの活用が有効である。

文　献

1) 日本小児科学会，日本産婦人科学会，日本周産期・新生児医学会，他：新生児と乳児のビタミンK欠乏性出血症発症予防に関する提言．2021年11月30日．
2) MEDLEY：乳児ビタミンK欠乏性出血症の基礎知識．2019年2月14日．
https://medley.life/diseases/54f8f8026ef458c23885ce75/（2024年5月13日アクセス）

6 尿の異常（回数・色）

受診を見きわめる手がかりと観察ポイント

❶ 尿の回数・色
❷ 活気があるか？ 飲んでいるか？

受診の目安

チェック事項 ✓	生理的範囲	病気の可能性	
	経過観察	日中受診	すぐに受診
尿の回数	□少なくとも，1日6回おむつが濡れる	□尿の回数や量が，飲んでいる量より多い気がする	□おむつが濡れる回数が少ない
尿の色	□透明か薄い黄色 □ピンクまたはレンガ色が混じる	□透明か薄い黄色	ー
活気，哺乳	□活気はある □よく飲んでいる	□体重が減少 □あまり飲まない	□活気がない気がする □飲まない □嘔吐が続く

判断に必要な知識

- おむつの中で排尿後時間がたち冷却される，あるいは夏場に発汗が多く尿が濃縮されると，無晶性尿酸塩が析出してくる
- 陰部を手でさわるとザラザラしたものに触れる場合は，無晶性尿酸塩という塩類で，一般的に尿に含まれている成分により赤く見える
- 尿酸塩尿は健康な新生児の尿にみられるもので，心配はない

> **保護者への確認とアドバイス**
>
> ❶おむつのどの部分が赤いか，❷皮膚のただれ，について現状を聴く。

- **POINT 1　病気ではない場合によく遭遇する状態**
  - 尿で濡れた部分がレンガ色かピンク色になっている
  - おむつに覆われた部分がただれて真っ赤になり，出血している

- **POINT 2　新生児の状態をみるポイント**

  ① 尿の色
  - 血尿の場合は時間がたつと，より黒っぽい色になる

  ② 皮膚のただれ
  - 皮膚からの出血ではないか確認する

- **POINT 3　その他，家族へのわかりやすいアドバイス**
  - 新生児の尿にはいろいろな成分が含まれている。排尿後時間がたって尿の温度が低くなったり，尿が酸性になると尿酸塩という成分の結晶が出やすくなる。結晶がレンガ色に見える
  - 血尿の場合，黒っぽい色になるので，検査のためにおむつを持参して受診する

CHECK! 重篤な病気を見逃さないために

尿の異常以外で注意する症状

- ☐ 発熱，低体温，極端な下痢，活気がない，飲まないなど

【様子をみる場合】
　次の授乳までに上記の症状が現れるなど悪化していれば，すぐに受診

見逃してはならない重篤な病気

【すぐに受診，迅速な対応が必要】
- ☐ 乏尿
- ☐ 脱水症，敗血症性ショック，心不全などによる急性腎障害
- ☐ 急性尿細管壊死による急性腎障害
- ☐ 高度水腎症や巨大膀胱による急性腎障害

【日中受診】
- ☐ 多尿
- ☐ 尿崩症，糖尿病，腎臓の異常

7 呼吸の異常

受診を見きわめる手がかりと観察ポイント

❶ 呼吸の状態（無呼吸の場合は継続時間を確認）
❷ 哺乳の状態（飲んでいるか？）
❸ 皮膚の色が青黒いかまだら

受診の目安

チェック事項	生理的範囲・ケアの問題		病気の可能性	
	経過観察	注意して経過観察	すぐに受診	救急車
呼吸	□5〜10秒程度の呼吸停止	□5〜10秒程度の呼吸停止 □啼泣時や哺乳時の一時的な陥没呼吸	□多呼吸（60回/分〜） □20秒以上の無呼吸	□呼気時に唸り声 □吸気時に鼻孔の拡大 □頸部や胸の下がベコベコ凹むような呼吸
哺乳	□よく飲む □特にトラブルはない	□哺乳時にむせたり，詰まったり，咳込む □哺乳しにくそう，溢乳	□飲み方は変わらないか，弱い	□飲まない，飲み方が弱い
皮膚の色	□特に気にならない	□手足の色が少し黒い気がする □顔色は気にならない	□顔色や手足の色が青い・黒っぽい	□手足が冷たい □体全体の色が青黒い・まだら
活気，姿勢	—	□よく泣く □体を反らせることが多い	□活気がない気がする	□活気がない □手足がだらりとしている

判断に必要な知識

- 新生児の呼吸数は通常，40〜60回/分である
- 正常な新生児でも，出生後しばらくは呼吸リズムが不規則で，5〜10秒程度の無呼吸はみられることがある。呼吸中枢が未熟なためと考えられている。生後1か月ぐらいには消失する
- 子どもの咳は一般的に，明け方・起床時・寝入りの時間帯に多い（迷走神経刺激，気温の変化，呼吸の変化が刺激になる）。特に新生児は鼻や気管，気管支などの空気の通り道が細く，粘膜分泌物も多いため，咳が起こりやすい
- 呼吸停止が20秒を超え，顔や体が青黒いなど皮膚の色が悪くなっていれば，受診を勧める。ただし，呼吸開始後，皮膚の色が戻り，多呼吸・陥没呼吸がなければ，すぐに受診せず，日中に小児科を受診する
- 呼吸器系に異常がみられ，心配な場合は，日中に小児科を受診する

> **保護者への確認とアドバイス**
>
> ❶呼吸の状態，❷呼吸の回数，について現状を聴く。
> ※無呼吸の場合は，止まっている時間，呻き声や鼻翼呼吸がないかを確認する

POINT 1　病気ではない場合によく遭遇する状態

- 頸を後ろに反らせ，口を開いて呼吸している
- 哺乳がうまくできない
- 胎便がまだ出る，排便回数が少ないなど，胃腸のはたらきが活発でない
- よく泣いて，よく眠れない
- 寝ているときにいびきをかく

POINT 2　新生児の状態をみるポイント

- **姿勢**：新生児の頸部を支えて縦にうつぶせに抱っこし，母親（または父親）が後ろにリクライニングした姿勢を取る（図1）。太ももの上にうつぶせでもよい。あるいは，巻いたタオルを新生児の背中の下に入れ，横向きに寝かせる。これらの姿勢で呼吸が楽になるか確認する

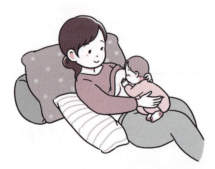

図1　リクライニング姿勢（授乳中）

POINT 3　その他，家族へのわかりやすいアドバイス

- 新生児は呼吸の回数が多く，寝ている・起きている，哺乳中・哺乳直後・啼泣中でも大きく変化する。5〜10秒の短い呼吸停止の後，速く浅い呼吸が5〜10秒程度続く呼吸パターンが数回繰り返されること（周期性呼吸）は，正常新生児にも認められ，病的なことではない
- 新生児は胸部が柔らかいため，泣いたときや哺乳時など強い吸気時の際に陥没呼吸が一時的にみられることがある[1]
- 呼吸のリズムが一定になるまでには1か月ぐらいかかる
- 授乳や呼吸がうまくできているかを，保健センターか，産婦人科や産後ケアの助産師に相談する
- 新生児は上気道の構造が小さいため，分泌物が付着したり，軽い粘膜浮腫があるだけでも，いびきが聞かれることがあるが，特に処置・治療の必要はなく，短期間で消失する[2]。綿棒などで掃除をすると，かえって悪化させ長引く場合があるので，単に様子をみる

CHECK! 重篤な病気を見逃さないために

呼吸の異常以外で注意する症状

- ☐ 家族に感染症の症状がある，飲まない，皮膚の色が白い〜青い，皮膚の色が青黒いかまだら，嘔吐，だらりとした姿勢

【様子をみる場合】
次の授乳までに上記症状が現れるなど悪化していれば，すぐに受診

見逃してはならない重篤な病気

【すぐに受診，迅速な対応が必要】
- ☐ 重症感染症，敗血症，髄膜炎
- ☐ 横隔膜ヘルニア
- ☐ ショック，心不全
- ☐ 代謝異常症（低血糖，低Ca血症，低Na血症，高アンモニア血症など）

【日中受診】
- ☐ 呼吸器系先天異常（喉頭軟化症，後鼻腔狭窄），新生児薬物離脱症候群（母親が産前に抗てんかん薬や抗精神薬を服用）

+α 先天性横隔膜ヘルニア

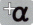

　胸部と腹部を仕切る横隔膜に孔が開く疾患である。先天性のものは約6,000人に1人が発症するとされ[3]，ほとんどが左側後方外側を中心に孔が開いているボホダレク孔ヘルニアである。多くは胎児期に診断される。孔が大きい場合は腹部臓器が胸に入り込むこと（腹部陥凹）で呼吸困難や循環不全をきたし，集中治療が必要である。孔が小さい場合は出生後に症状（呼吸障害や嘔吐，腹痛など）が出ることがある。

---文献---

1) 篠原健，長谷川久弥：息を吸い込むときに胸がひっ込んで苦しそうですが？ 周産期医学49（増刊号）：449-450，2019.
2) 長谷川久弥：寝ているときにいびきをかきますか？ 周産期医学49（増刊号）：451-452，2019.
3) 日本小児外科学会：小児外科で治療する病気；先天性横隔膜ヘルニア．
http://www.jsps.or.jp/archives/sick_type/sentensei-helnia（2024年5月13日アクセス）

8 鼻閉（鼻づまり）

受診を見きわめる手がかりと観察ポイント

❶ 鼻汁（鼻水）の程度は？ 咳，ゼロゼロ音などはないか？
❷ 呼吸の様子（苦しそうか？）
❸ 哺乳の状態（飲んでいるか？）

受診の目安

チェック事項 ☑	生理的範囲	病気の可能性	
	経過観察	日中受診	すぐに受診
鼻汁の程度，咳	□鼻汁を吸う，鼻くそを取るとしばらくは治まる □咳は時々出る程度	□鼻汁が異常に多い □咳が出る □ゼロゼロ音がする	□鼻汁が異常に多い □咳込みが続く
呼吸	□苦しそうではない	□口を開いて苦しそう □横向き・縦抱きで楽になる	□呼吸の回数が多い □頸部や胸の下がベコベコ凹むような呼吸である □体位を変えても苦しそう
活気，哺乳	□活気はある □よく飲んでいる	□少し苦しそうだが，飲んでいる	□少し苦しそうで，飲む量が少ないか，飲めない

判断に必要な知識

- 生後2週間〜2か月ころまでに認められる乾いた感じの鼻閉は生理的なものである
- 哺乳中の息継ぎでは吸気の流速が速くなるので，鼻閉のような音が聞こえることがある（羊水に浸かった水中生活から乾燥生活への移行過程）
- 鼻の中の粘膜は敏感なので，ちょっとした気温の変化などで鼻汁が出る．新生児は鼻腔も狭いため，詰まりやすい
- 鼻汁がいつもより異常に多く，咳が出る，ゼロゼロ音がする場合，呼吸状態が悪化しないかをみる
- 家族に感染症の症状がある場合は，感染の可能性があるので，哺乳や呼吸の状態を注意してみる

> **保護者への確認とアドバイス**
> ❶鼻閉や鼻汁の状態，❷咳・喘鳴，❸哺乳状態，について現状を聴く。

POINT 1　病気ではない場合によく遭遇する状態

- 哺乳中の息継ぎのときに，乾いた感じでブヒブヒと聞こえることがある
- ちょっとした気温の変化などで，鼻汁が出る
- 新生児は口で呼吸することが上手ではないので，鼻が詰まってしまうと母乳やミルクを飲みにくくなり，機嫌が悪くなる

POINT 2　新生児の状態をみるポイント

① 飲み方
- 授乳中に，鼻閉や飲みにくそうな場合は，休みを入れてみるのもよい

② 姿勢
- 縦抱きにすると，呼吸が楽になることも多い

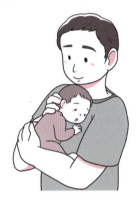

POINT 3　その他，家族へのわかりやすいアドバイス

- 通常は鼻閉だけで呼吸ができなくなることはない。いつもどおりに飲めていれば心配ない
- 泣くとさらに鼻が詰まるので，抱っこして泣くことを減らすのもよい
- 哺乳をいやがる場合は，新生児がボーッとしている寝起きなどに授乳してみる
- ※**鼻汁吸引**：市販の家庭用吸引器を試してみる。鼻くそが固まりになって吸えない場合は母乳を少し絞って，スポイトで2～3滴鼻の中に垂らし，少し間をおくと吸えることもある[1]

CHECK! 重篤な病気を見逃さないために

鼻閉以外で注意する症状

☐ 発熱，低体温，飲まない，呼吸が変，皮膚が青黒いかまだら，だらりとした姿勢，家族に感染症の症状がある

【様子をみる場合】
次の授乳までに上記の症状が現れるなど悪化していれば，すぐに受診

見逃してはならない重篤な病気

【すぐに受診，迅速な対応が必要】
☐ 重症感染症，敗血症，髄膜炎，肺炎

【日中受診】
家族に（特にきょうだい）に感冒症状のある人がいる場合

---- 文 献 ----

1）水野克己，水野紀子・著：退院～生後1ヵ月までの心配事；鼻づまり．母乳育児支援講座，改訂2版，南山堂，東京，2017，p363.

9 飲まない

受診を見きわめる手がかりと観察ポイント

❶ 哺乳の状態と変化（いつから飲まないのか？ 飲み方は？）
❷ 活気がない，呼吸が変，泣き声が弱々しい，だらりとした姿勢
❸ 尿の回数

受診の目安

チェック事項 ☑	生理的範囲・ケアの問題	病気の可能性	
	注意して経過観察	すぐに受診	救急車
哺乳	☐いつも口を大きく開けず，うまく吸えない ☐哺乳瓶では飲めるが，母乳をいやがる	☐吸いつくが，すぐに飲まなくなる ☐いつもよりも飲み方が弱い気がする	☐全く吸いつかない
活気，皮膚の色	☐特に変わりはない ☐泣き声は元気	☐活気がない気がする	☐活気がない，泣き声が弱々しい，手足がだらりとしている， ☐呼吸が変 ☐皮膚の色が黒っぽいかまだら
尿の回数	☐1日6～10回おむつが濡れる	☐おむつが濡れる回数が少ない	―

判断に必要な知識

- 哺乳のトラブルとして「飲まない」場合と，病的で状態が悪化して「飲めない」場合がある
- 満期産・正常分娩・特にトラブルなく退院した場合では，緊急性のある病的な異常が生じることは少ないが，まず活気や皮膚の色を確認する
- 母乳の場合，乳頭の形や吸いつき方の問題，乳頭と哺乳瓶の乳首との違いによる乳頭混乱などの問題が考えられる
- 授乳時に苦しそうにしてうまく飲めない場合は，母乳の出る量が多くて哺乳できないこともあるため，試しに，母親がリクライニング姿勢になったり（p28参照），ベッドに仰向けになったりして，母親の胸に新生児がうつぶせになるように抱き，吸いつかせてみる
- 電話では評価も改善方法の説明も伝えにくい。少しでも飲めていれば夜を越せるので，日中，保健センターか，出産した産婦人科や産後ケアの助産師に相談する

> **保護者への確認とアドバイス**
>
> ❶飲み方，❷尿量，体重増加，❸母乳か哺乳瓶か，❹排便回数，について現状を聴く。

POINT 1　病気ではない場合によく遭遇する状態

- 授乳時間になっても飲まない
- 早産児は哺乳時にチアノーゼを認めることが多い[1]（35週を過ぎると吸気の終わりに嚥下するようになる）
- 退院直後の早産児は起こしながら飲ませることが多い
- 退院後に，哺乳瓶の乳首を新しく購入している（乳首を変更している場合）

POINT 2　新生児の状態をみるポイント

①飲み方
- 飲み方に活気（哺乳意欲）があるか
- 吸い方・飲み込み方・呼吸とのバランスはどうか，むせがないか確認する

②尿や便の回数
- おむつが毎回濡れているか，便が1日1回以上は出ているか確認する

③体重増加
- 見た目でふっくらしたと思えるか
- 自宅に体重計がある場合は体重増加で評価する。母子健康手帳を見て，直近体重から退院時体重を引き，その差を日数で割って，1日20g以上あれば心配する必要はない

POINT 3　その他，家族へのわかりやすいアドバイス

- 新生児は毎回時間どおりに起きるとは限らないので，「3時間授乳なのに飲まない」といった授乳サイクルにこだわらなくてよい
- 1日8回の授乳，1日10回のおむつ替えなどが，十分に飲んでいるかの判断となる
- 体重計測をしなくても，ぷくぷくしてきた，重くて沐浴させるのがしんどくなってきたなども体重増加の目安となる
- 便が数日出ていない場合は，綿棒浣腸を試みる（p20参照）
- 異常かどうかがわからない場合や，保護者の不安が強い場合は，小児科受診か，保健センターか，産婦人科や産後ケアの助産師に相談する

CHECK! 重篤な病気を見逃さないために

「飲まない」以外に注意する症状

- 発熱，手足が冷たい，呼吸が変，皮膚の色が黒っぽいかまだら，だらりとした姿勢

【様子をみる場合】
次の授乳までに上記症状が現れるなど悪化していれば，すぐに受診

見逃してはならない重篤な病気

【すぐに受診，迅速な対応が必要】
- 重症感染症，敗血症，髄膜炎
- 横隔膜ヘルニア
- ショック，心不全
- 代謝異常症（低血糖，低Ca血症，低Na血症，高アンモニア血症など）

【日中受診】
- 慢性肺疾患，高口蓋など口腔内の異常

文献

1）高橋麻希：哺乳力．Neonatal Care 22（9）：922-923，2009．

10 泣きやまない

受診を見きわめる手がかりと観察ポイント

① いつから，どのくらいの時間，泣きやまないのか？ 泣き声の状態は？
② 哺乳の状態（飲んでいるか？）
③ 裸にして，皮膚の発赤や指先に何か巻きついているかなど異常がないか確認

受診の目安

チェック事項 ☑	生理的範囲・ケアの問題	病気の可能性	
	注意して経過観察	すぐに受診	救急車
泣き方（時間，声）	□さっきから □15〜30分程度 □声は元気	□普段と違って30分以上 □抱っこしてあやしても泣きやまない □声が弱々しい，甲高い	□声が弱々しい，甲高い
哺乳	□泣く前までの飲み方は特に気にならなかった	□吸いつくが，すぐに飲まなくなる □いつもよりも飲み方が弱い気がする	□全く吸いつかない
活気，皮膚の色など	□特に変わりはない □指先に巻きついたものを見つけて取った後，異常がない	□活気がない気がする □皮膚の色が気になる □皮膚が局所的に黒い □指先に巻きついたものを取った後も皮膚の色が悪い，不機嫌	□活気がない □呼吸が変 □だらりとした姿勢，手足をもがくように動かす □皮膚の色が黒っぽいかまだら

判断に必要な知識

- 授乳後も泣いている場合は，まずおむつを確認する。きれいであれば抱っこする。母親の胸にピッタリと抱かれると落ち着くことも多い
- なだめる方法として，あればスリングに入れて，なければピッタリと抱っこして，家の中を歩き回ってみたり，外に散歩に出る。薄い布やバスタオルでくるむ。胸にタオルケットなどをのせるなども試みる
- 暑すぎないか，室温を調整してみる
- 刺激が多すぎるかもしれないと思う場合，静かな部屋に連れていく
- 15〜60分ごとに目が覚める，睡眠時間が短い傾向にあるなど，睡眠トラブルの場合もある（p39「眠らない，眠りすぎる」参照）
- よく泣いて，哺乳や睡眠のトラブルがあり，母親が育児に追い詰められていると感じる場合は，小児科受診，保健センターか，産婦人科や産後ケアの助産師に相談する

> **保護者への確認とアドバイス**
>
> ❶時間やタイミング，❷姿勢や手足の動き，❸哺乳・活気・睡眠，について現状を聴く。

POINT 1　病気ではない場合によく遭遇する状態

- 背中やのどの緊張が強く，不快である
- 飲みすぎで気分が悪い
- 泣いているときに飲ませようとして，うまく飲めず不快である
- 便秘や腹部膨満でお腹が苦しい
- 相手をしてほしい

POINT 2　新生児の状態をみるポイント

① 哺乳の状態
- 飲めているか，哺乳意欲があるか
- 母乳（人工乳）を吐く，吐く回数が多い

② 眠り方
- いつもどおり眠れていたか

③ 尿量
- おむつがいつもどおり濡れていたか

④ 泣く様子
- 泣いているときの手足の動きや皮膚の色はどうか

POINT 3　その他，家族へのわかりやすいアドバイス

- 「泣いているのに飲まない」は，飲ませすぎの可能性もある
- 「泣いたら飲ます」だけでなく，抱っこして歩く，膝の上に乗せて話しかけるなど，相手をしてほしいという感情の芽生えもあることを説明する
- 手足の動きを見て，なだめ方を工夫する

手足に力が入りすぎ，いきんで呼吸が不規則，皮膚の色の悪化が著しい	泣いているときは，手足の動きが激しい	泣いていても手足の動きが激しくない
● 呼吸が楽になるように姿勢を変える ● 頸や肩が硬い場合はやさしく撫でる ● お腹をさする ● 綿棒浣腸を行う	● 薄い布やバスタオルで包み込むように抱く ● おしゃぶりを口に入れてみる（吸わなくてもよい）	● 抱っこしてゆっくりと揺する（上下の動きでもよい） ● 足や体幹をゆっくりと撫でる ● 背中をやさしくトントンする ● 声をかける ● 顔を見せる

CHECK! 重篤な病気を見逃さないために

泣きやまない以外で注意する症状

- 指先や四肢末端の一部が赤黒い
- 鼠径部のところが膨らんで，左右差がある
- 発熱，低体温，飲まない，呼吸が変，皮膚の色が黒っぽいかまだら，だらりとした姿勢

見逃してはならない重篤な病気

【迅速な対応が必要，すぐに受診が必要】
- 鼠経ヘルニアによる嵌頓，ヘアターニケット症候群
- 重症感染症，敗血症，髄膜炎，肺炎
- ショック，心不全
- 代謝異常症（低血糖，低Ca血症，低Na血症，高アンモニア血症など）

+α ヘアターニケット症候群

　髪の毛や糸などが手足の指などに偶発的に絡まることで絞扼を呈する病態をヘアターニケット症候群という（図1）。特に生後0～3か月くらいの低月齢の乳児に起こりやすい。きつく締め上げられているとうっ血が起こり，患部が腫れてますます絞扼が進み，皮膚が切れたり，循環障害をきたす。

　新生児が不機嫌で泣きやまないときには，全身をみることが大切である。特に靴下やミトンなどをつけているときには，いったん脱がして確認する。

　腫れがそれほどひどくなければ，巻きついている髪の毛や糸を家庭で切って外すことは可能である。腫れがひどく，糸や髪の毛が見えないような場合や，指先の色が変わっている場合は，救急外来を受診する。

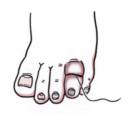

図1　ヘアターニケット症候群

11 眠らない，眠りすぎる

受診を見きわめる手がかりと観察ポイント

❶ 眠り方と目を開いているときの状態は？
❷ 哺乳の状態（飲んでいるか？）
❸ 呼吸の様子（呼吸が変，苦しそうか？）

受診の目安

チェック事項 ☑	生理的範囲・ケアの問題		病気の可能性	
	経過観察	日中に育児相談	すぐに受診	救急車
眠り方，目を開いているときの状態	□眠るときはよく眠る □睡眠が2時間以上持続する □日中の機嫌はよい	□寝つきが悪い □しょっちゅう起きる，睡眠時間が短い □よく泣く	□前日と違って，抱っこしても眠らない □泣き続ける	□延々と眠り続ける □泣き声が甲高い，または弱い
哺乳	□よく飲む □哺乳のトラブルは感じない	□よく飲む，または哺乳時にむせたり，詰まったり，咳込む □哺乳しにくそう，溢乳	□飲み方は変わらないか，弱い	□飲まない，飲み方が弱い
呼吸	□特に問題ない	□特に問題ない	□苦しそう，呼吸が変	□呼吸が変

判断に必要な知識

- 新生児の睡眠のパターンは，超日リズムといわれ，昼夜関係なく2～4時間周期で睡眠－覚醒を繰り返す。母体もこの時期は，ホルモンの関係で新生児に合わせて目が覚め，母乳を出すホルモン（プロラクチン，オキシトシン）も夜間に多く分泌され，さらに新生児が吸う刺激でホルモン分泌も増えるので，母乳が出やすくなる
- 生後1か月を過ぎるころから徐々に昼夜の区別ができはじめ，夜間の睡眠時間が4時間を超えるようになる。また，新生児の吸う力に合わせて，安定して母乳が出るようになり，ホルモンの影響を気にする必要がなくなる
- 一度眠ると6～7時間以上眠っている場合，新生児では睡眠トラブルととらえる
- 眠りがちな新生児は時々起こして，24時間に8回以上授乳する。いつまでも眠ったままにしておかない
- 新生児期の睡眠トラブルでは，哺乳がうまくいかない，よく泣く，腹部膨満などが同時に起こることが多い。不機嫌で泣いてばかりいる，寝つきが悪い（60分以上かかる），睡眠時間が短い（1日の合計が10時間以下），しょっちゅう（15～60分ごとに）目を覚ますなどの場合は，新生児にとってよい姿勢や抱っこなどの具体的な方法を，保健センターか，産婦人科や産後ケアの助産師に相談する

| 保護者への確認とアドバイス | ❶睡眠のリズム，❷哺乳状態，について現状を聴く。|

POINT 1　病気ではない場合によく遭遇する状態
- 夜中に何度も起きて，睡眠不足と思い込む
- 夜中によく起きて，日中起きず，飲まない。昼夜逆転

POINT 2　新生児の状態をみるポイント
新生児期の健康な睡眠
- 速やかに寝つく
- 2〜4時間周期の睡眠−覚醒リズムで生活する
- 1日の睡眠時間は短くても9時間以上，通常16〜20時間[1]
- 哺乳状態がよく，日中機嫌よく過ごす

POINT 3　その他，家族へのわかりやすいアドバイス
- この時期の母体は短期熟睡型であり，母親の睡眠が細切れでも睡眠不足とはいえない
- 母親も子どもが午睡をしているときに寝て，睡眠時間をトータルで確保できればよい。「赤ちゃんと共に起き，赤ちゃんと共に寝ましょう」とアドバイスをする
- 家族には，日中のバックアップに尽力してもらう
- 家族に頼れない場合は，保健センターに相談し，産後ケアを利用することを勧める

※**眠りがちな新生児の起こし方**：優しく刺激を与える，うとうとした状態のときに起こして授乳する，おむつを交換する，掛け物を外したり衣服を脱がせたりする，話しかける，縦抱きにする，肌と肌を触れ合う，背中・手・足に優しく触れる，口元に母乳をたらす

重篤な病気を見逃さないために

「眠らない，眠りすぎる」以外で注意する症状

- 発熱，低体温，飲まない，呼吸が変，皮膚の色が黒っぽいかまだら，だらりとした姿勢

【様子をみる場合】
次の授乳までに上記症状が現れるなど悪化していれば，すぐに受診

見逃してはならない重篤な病気

【すぐに受診，迅速な対応が必要】
- 重症感染症，敗血症，髄膜炎，肺炎
- 低体温
- 代謝異常症（低血糖，低Ca血症，低Na血症，高アンモニア血症）
- ショック，心不全

【日中受診】
- 睡眠トラブル
- 体重増加不良

文　献

1）愛媛大学医学部附属病院睡眠医療センター・編：未就学児の睡眠指針．厚生労働科学研究補助金〔未就学児の睡眠・情報通信機器使用研究班（編）〕，2018．
http://www.childsleep.org/guideline/wp-content/uploads/%E6%9C%AA%E5%B0%B1%E5%AD%A6%E5%85%90%E3%81%AE%E7%9D%A1%E7%9C%A0%E6%8C%87%E9%87%9D.pdf（2024年5月13日アクセス）

12 手足のピクつき，異常運動，発作

受診を見きわめる手がかりと観察ポイント

❶ ピクつきなどはどのような動きか？ タイミングは（睡眠時／起きているとき／哺乳時など）？
❷ 眼球の動き，呼吸，泣き声は？
❸ 哺乳，活気などの状態

受診の目安

チェック事項 ☑	生理的範囲・ケアの問題	病気の可能性	
	注意して経過観察	日中受診	すぐに受診
ピクつきや異常運動の動き，タイミング	□触覚や音，動きの刺激で四肢をこきざみに震わせる □睡眠時に四肢や体幹をピクピクさせる □あくびや啼泣時，下顎をワナワナと震わせる □手足を握ると止まる	□変な動きを繰り返し，どうしても気になる □手足を握っても止まらず，動きが手に伝わってくる	□変な動きが長く持続する □睡眠と覚醒時の差がない □手足を握っても止まらず，動きが手に伝わってくる
眼球の動き，呼吸，泣き声	□気にならない	□眼球の動きがおかしい気がする □無呼吸や多呼吸がある気がする	□眼球の動きがおかしい □無呼吸や多呼吸がある □甲高い声で泣く
哺乳	□飲み方は変わらない	□飲み方は変わらない	□吸いつくが，すぐに飲まなくなる □いつもよりも哺乳力が弱い
活気，皮膚の色など	□特に変わりはない	□特に変わりはない	□活気がない □皮膚の色が黒っぽい □手足がだらりとしている，手足に異様に力が入る

判断に必要な知識

- 新生児期の四肢のピクつきや異常運動はほとんどが生理的であるが，繰り返す場合や長く続く場合には脳波を確認する
- 妊娠・出産時に特にトラブルなく退院した新生児がけいれんを起こすことはまれである
- 症状が気になる場合や繰り返して心配な場合は，異常運動の動画を撮影し，小児科を受診する

> **保護者への確認とアドバイス**
>
> ❶どのような動きか，❷睡眠時か覚醒時か，タイミングはあるか，❸回数が増えてきたか，について現状を聴く。

POINT 1　病気ではない場合によく遭遇する状態

- モロー反射：刺激により急に手足を動かす場合や，手や足がピクッと動くことがある
- クローヌス：触覚や音，動きの刺激で四肢をこきざみに震わせる
  ①他動的に四肢を屈曲させると抑制できる
  ②眼球運動異常や呼吸の異常などがない
  ③動き以外に様子が変わらないなどの場合は，病的ではない
- ミオクローヌス：瞬間的に筋肉がピクピクする運動で，ほとんどが正常である。生後1〜2週ごろから認められ，一般的には数か月ごろに自然に消失する。四肢末端のみの場合や，体幹を巻き込み全身に出現するものもある。以下の特徴がある
  ①睡眠時のみに出現し，覚醒で速やかに消失する
  ②開眼しない
  ③刺激で誘発されにくい
- 下顎の震え：下顎があくびや啼泣時にワナワナと震える現象。新生児にはよくあり，数か月で自然に消失する

POINT 2　新生児の状態をみるポイント

① 異常運動のタイミング
- 睡眠時・覚醒時で変わるか，刺激で誘発されるかなど

② 哺乳の状態など
- 気になる動き以外に，哺乳力・機嫌・眠り方などが変わらなければ，まず病的ではない

POINT 3　その他，家族へのわかりやすいアドバイス

- 新生児は，筋肉をまだ思うように動かせず，変な動きが出ることはよくある
- 脳内に何らかの異常があり，けいれんを起こす場合は，なにか変，呼吸の異常，眼球の動きが変，哺乳力低下，手足をだらりとして動かさないなどの症状がみられる。これらがなければ特に異常ではなく，成長とともに数か月で消失する

CHECK! 重篤な病気を見逃さないために

手足のピクつき，異常運動以外で注意する症状

- 眼球の動きがおかしい，飲まない，ひどく不機嫌である，手足をだらりとして動かさない，呼吸が苦しそうなど

【様子をみる場合】
次の授乳までに上記症状が現れるなど悪化していれば，すぐに受診

見逃してはならない重篤な病気

【すぐに受診，迅速な対応が必要】
- 髄膜炎
- 脳内出血，脳の器質的疾患
- 代謝異常症（低血糖，低Ca血症，低Na血症，高アンモニア血症など）

【日中受診】
- 新生児発作（新生児けいれん）

+α　新生児発作（新生児けいれん）

　新生児発作は従来，新生児けいれんといわれていたが，症状が多様で，脳波検査で発作波を認めるものが新生児発作との診断となる。異常なけいれん様の動きがなく，無呼吸や多呼吸，体温の異常（発熱や低体温）などの自律神経系の異常や，眼球の異常運動，口をもぐもぐさせる動きなどがみられることも多い。特にトラブルなく生まれた成熟児では非常にまれである。急性症候性発作の場合，原因疾患として髄膜炎，低酸素性虚血性脳症，脳炎や代謝異常症などの症状として現れることが多く，活気低下，哺乳力低下，腹部膨満などがある場合はすぐに受診が必要である。

13 頭部外傷

受診を見きわめる手がかりと観察ポイント

❶ 打撲の状況：いつ，どのような場所で，どのように頭を打ったか（打ったときの様子，打った頭の箇所）
❷ 現在の状態：哺乳力，手足の動き，皮膚の色など
❸ 気になる症状など：頭の形の変形，嘔吐，大泉門膨隆など

受診の目安

チェック事項 ☑	軽微な外傷または受傷していない	受傷の可能性	
	注意して経過観察	すぐに受診	救急車
打撲の状況	□頭部と体のどちらが先に落下したか不明	□頭部が体より先に打撲	□叩きつけられた □頭から落下した □頭から落下した床面がアスファルトや石など硬いところだった
	□小学校低学年以下の子どもが頭に乗った	□小学校高学年以上の子どもや大人が頭に乗った	―
現在の状態	□哺乳は普段どおり □手足の動きは変わらない □皮膚の色はピンク	□哺乳は少ない気がする □手足の動きが少ない，または興奮したような動き □皮膚の色は変わらない	□哺乳しようとしない □姿勢はだらっとしている，あるいは体が非常に硬くて突っ張っている □皮膚の色が黒っぽい
そのほかの症状	―	―	□嘔吐を繰り返す □縦抱きをしても大泉門が膨らんでいる □けいれんしている □頭の形が異様に変形している
受傷からの時間	□半日以上たっているが，様子は変わらない	―	―

判断に必要な知識

- 新生児における頭部打撲の際，抱っこしていて壁に頭を打ったなど，強く打ったとは思えない場合で，泣き声が変わらない，泣きやんで哺乳できている，いつもと様子が変わらない状態であれば経過観察とする
- 打った状況が不自然な場合，気になる症状がある場合，家族の不安が強い場合は，即受診を勧める

| 保護者への
確認とアドバイス | ❶打撲の状況，❷打撲箇所の状態，❸哺乳の状態，について現状を聴く。 |

POINT 1　状況として遭遇する可能性のある状態

- きょうだいが頭の上に乗った
- スリングや抱っこひもを使おうとして，落とした
- 抱っこしていて，壁や柱など硬いものに当たった
- 虐待された

POINT 2　受傷の衝撃度および新生児の状態をみるポイント

① 打った状況
- 打った箇所が頭か，頭より体幹が先に落ちたかを確認
- 落下の場合は，高さと落ちた床面の素材を確認：基準としてエビデンスはないが，床がクッション性の素材で，30cm以下ぐらいからの落下であれば様子をみることを優先
- きょうだいの体重と乗られ方：基準としてエビデンスはないが，目安は小学校低学年（体重20～25kg）より大きいか，勢いよく新生児の頭にのみ力がかかった場合は受診。それ以外は様子をみることを優先

② 打った箇所
- 頭の形，凹みがないかを確認

③ 哺乳の状態など
- 活気，哺乳力，呼吸，皮膚の色を注意してみる

POINT 3　その他，家族へのわかりやすいアドバイス

- 新生児は頭の骨が軟らかく，頭の中で出血などがあっても内圧がかかりにくいので，症状が出にくい。衝撃がそれほど強くなくて症状が出ていない新生児には，特に夜間では検査をしないで様子をみることが多いので，家で様子をみることを優先してよい
- 様子をみる場合のポイントと時間的タイミングをしっかり説明する。様子をみる場合，打った箇所を氷水や保冷剤を布にくるみ20分ぐらい冷やしてもよいが，冷やす部位を限定的にして，体全体が冷えないように注意する
- 最初の3時間は1時間ごと，以後は授乳のたび（数時間単位）に，皮膚の色，手足の動きをみる
- 要注意時間は6時間。念のため，日中に受診する

虐待事例と考えられたら

- 虐待事例であっても，保護者の声の様子はごく普通のこともある
- 虐待事例であっても，子どもの体を心配して電話しているので，電話の内容に合わせ，淡々と症状と対処方法を説明し，即時または翌日の受診につなげる。状況確認に時間を取っていると，保護者から疑われて，受診しない可能性が高まる。相談員側の「虐待を見逃さない」という意識をそのまま電話の会話にもち込まず，速やかに医療機関にバトンを渡す重要性を認識しておく
- 児童相談所虐待対応ダイヤル「189」など虐待対応の電話番号を紹介しない
- きょうだいが乗る・落としたといった状況は，相談員にとっては信じられない扱いに感じられるかもしれないが，保護者の状況はさまざまなので，受傷機転にとらわれず，新生児の状態確認に重点を置き，電話では批判的・教訓的対応をしない

CHECK! 重篤な病気を見逃さないために

頭部外傷以外に注意する症状

☐ 活気がない，飲まない，うめき声（呻吟），嘔吐，皮膚の色が黒っぽい状態が続く，皮膚の一部が異様に赤い，姿勢がだらりとしている，手足が妙に硬い，反り返る，発熱，低体温，黄疸が目立つなど

【様子をみる場合】
受傷直後から3時間までは1時間ごとに観察
以後は授乳ごとに上記症状が現れれば，すぐに受診

見逃してはならない重篤な病気

【すぐに受診，迅速な対応が必要】
☐ 頭蓋内出血，急性硬膜下血腫，頭蓋骨骨折，頸椎損傷

14 皮膚の色 ①チアノーゼ

受診を見きわめる手がかりと観察ポイント

❶ 皮膚の色が青黒いかまだら
❷ 色が悪い部位（顔や口唇か，手足の先か，お腹や背中か？）
❸ 呼吸や，哺乳の状態（飲んでいるか？）

受診の目安

チェック事項 ☑	生理的範囲・ケアの問題	病気の可能性	
	注意して経過観察	すぐに受診	救急車
皮膚の色	□顔色や手足の色が青い気がする	□顔色や手足の色が青い・黒っぽい □外陰部だけが異様に黒っぽい	□手足が冷たい □皮膚の色が青黒い・まだら □顔色・口唇色が青い □お腹や背中の色も青い
呼吸	□特に気にならない	□呼吸の回数が多い，苦しそうな気がする	□呼気時に呻り声 □吸気時に鼻孔の拡大 □頸の根元（鎖骨上部）や胸の下がベコベコと凹むような呼吸
哺乳	□よく飲む，または哺乳時にむせたり，詰まったり，咳込む □哺乳しにくそう，溢乳	□飲み方は変わらないか，弱い	□飲まない，飲み方が弱い
活気	□よく泣くが，声は元気	□活気がない気がする	□活気がない

判断に必要な知識

● 末梢の血流速度が遅いため，手足の先だけ色が悪い場合は病的でないことが多い（末梢性チアノーゼ）
● 舌先や口唇，口腔粘膜にみられる中心性チアノーゼは呼吸障害・中枢神経障害の可能性があり，要注意である
● 新生児が激しく泣くと（心臓周辺の胸郭内部の圧力が高くなって），全身の血液が心臓に戻りにくくなり，その結果，肺への血流が減り，チアノーゼを起こす（顔色が青くなる）ことがある[1]。基礎疾患のない場合は，しっかりと抱っこして落ち着かせれば戻る。繰り返す場合は，日中に小児科を受診する

> **保護者への確認とアドバイス**
>
> ❶皮膚の色，❷手足や体の冷たさ，について現状を聴く。
>
> チアノーゼ：皮膚の色が青い〜白い，青黒い，何か色が悪い気がするなど，見え方や表現はさまざまある。手足の先のみか，体全体か，舌先や口唇か，部位に注意する
>
> **POINT 1　病気ではない場合によく遭遇する状態**
>
> - 手足の先が冷たく，皮膚の色が悪いが，足のつけ根から足先までを5秒くらいかけてゆっくり撫でると色がよくなる（図1）
> - 頸を後ろに反らせ，口を開いて呼吸している
>
>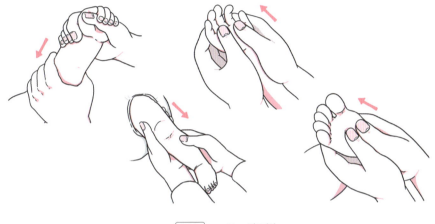
>
> 図1　マッサージの例
>
> **POINT 2　新生児の状態をみるポイント**
>
> ① 体の部位の温かさと色
> - 手足に触れ，皮膚の温かさと併せて色を見る
> - 手足の末端のみのチアノーゼか，顔全体か，口唇のみか，体全体か確認する
>
> ② 新生児の状況
> - 啼泣時に顔色が悪くなる場合や，激しい啼泣時には，しっかり抱っこしてみる
>
> **POINT 3　その他，家族へのわかりやすいアドバイス**
>
> - 新生児は，血液の流れの調節がまだうまくできず，皮膚が薄くて周りの温度の影響を受けやすいので，体の端っこである手足の先まで十分に循環していないことがある
> - マッサージで色がよくなるようなら，心配はない
> - 新生児が激しく泣くと，血液の流れに影響が出て，一時的にチアノーゼを起こすことがある。落ち着けばなくなる[1]
> - 異常かどうかわからない場合は，保健センターか，産婦人科の助産師か，小児科に相談する

CHECK! 重篤な病気を見逃さないために

チアノーゼ以外で気をつける症状

☐ 発熱，飲まない，皮膚の色が白い〜青い，青黒いかまだら，嘔吐，だらりとした姿勢

【様子をみる場合】
次の授乳までに上記症状が現れるなど悪化していれば，すぐに受診

見逃してはならない重篤な病気

【すぐに受診，迅速な対応が必要】
☐ 重症感染症，敗血症，髄膜炎，肺炎
☐ ショック，心不全，不整脈
☐ 代謝異常症（低血糖，低Ca血症，低Na血症，高アンモニア血症など）

【日中受診】
☐ 先天性心疾患

+α 先天性心疾患

泣いているときにチアノーゼを認める児は，先天性チアノーゼ性心疾患や気道疾患が原因であることがある。先天性チアノーゼ性心疾患は，日常的に口唇色や手足の先のチアノーゼが認められ，すでに胎児期や生後すぐに発見されている場合が多いが，黄疸などで皮膚がくすんで見えてチアノーゼだと気づかず，心疾患が見逃されている場合もある。泣いているときに顔色が悪くなることを繰り返す場合は，日中に小児科の受診を勧める。チアノーゼの現れない心疾患もあり，活気がない，顔色や体の色が悪い，手足が冷たい，尿量が少ないなどの症状がある場合は，早期に日中の小児科受診を勧める。

文 献

1) 福原里恵：啼泣時に顔色が悪くなりますが？ 周産期医学 49（増刊号）：609-610, 2019.

15 皮膚の色 ②黄疸

受診を見きわめる手がかりと観察ポイント

❶ 皮膚の色，白目の部分の色が黄色いか？
❷ 哺乳の状態（飲んでいるか？）や活気
❸ 便の色は灰色か？

受診の目安

チェック事項 ☑	生理的範囲・ケアの問題	病気の可能性	
	注意して経過観察	翌日受診	すぐに受診
皮膚の色，白目の色	□顔や手足は黄色いが，白目の黄色は目立たない	□退院後2週間たつが，白目の黄色が目立ってきた	□白目の黄色が目立つ
哺乳	□よく飲む，または飲み方は変わらない	□飲み方は変わらないか，弱い	□飲み方が弱い，飲もうとしない
活気	□よく泣くが，声は元気	□活気は変わらない，または弱い気がする	□活気がない
便の色	□生後1週間以降は黄色〜緑色	□灰白色の便が続く	□灰白色の便が続く
そのほかの症状	―	□尿の色が濃黄色	□発熱または低体温

判断に必要な知識

- 黄疸：わが国では，日齢5〜7日以降にピークを示すものが6割を占める[1]。10〜14日までに消退する
- 生後5日目前後に授乳回数が少ない場合や母乳をうまく摂取できていない場合，母乳摂取不足による黄疸が起こることがある。授乳回数を増やすとともに，確認のため出産した産婦人科の受診を勧める
- 新生児の黄疸は退院したころにピークがあるが，その後数週間以内に目立たなくなる。一度消えたり薄くなった黄疸がまた現れてきたときや，2週間を過ぎて黄疸が軽くならない場合は，出産した産婦人科または小児科を受診する
- 健康な新生児でも，日本人では母乳性黄疸が多いが，すべてが母乳性黄疸とは限らない。また，母乳性黄疸でも，程度によっては光線療法が必要になることがあるので，2週間を過ぎて黄疸が軽くならない場合は日中に受診する。母乳は続ける
- 新生児敗血症（p12参照）の初発症状として黄疸が現れることがある。急に黄色が目立ち，活気低下，哺乳力低下，発熱または低体温，無呼吸などがあれば，すぐに受診，または救急車を要請する

> **保護者への確認とアドバイス**　❶皮膚の色，❷便の色，❸尿の色，について現状を聴く。

POINT 1　病気ではない場合によく遭遇する状態

- 母乳栄養児では，生後14日目でも15〜40%は黄疸がある[2]。多くの場合，体重増加は良好で全身状態も良好である。
- 母乳性黄疸は生後3〜4週で減少するが，生後2〜3か月まで黄疸が続く場合もある

POINT 2　新生児の状態をみるポイント

①皮膚
- 体や手足の皮膚の色だけではなく，白目の部分も黄色になる

②便
- 母子健康手帳の便色カード（識別写真）を活用する
- 腸管内に色素が出ていない場合，便は灰色がかった白色・クリーム色・レモン色などになる

③尿
- 色素（ビリルビン）が尿中に出ると濃黄色になる

POINT 3　その他，家族へのわかりやすいアドバイス

- 見た目では黄疸の程度は判断できないので，日中に産婦人科または小児科を受診して相談する
- 健康な母乳栄養の正期産児は母乳性黄疸が最も多く，重症の黄疸になることは非常に少ない。母乳を続けることに問題はない
- 異常かどうかがわからない場合は，保健センターか，産婦人科の助産師への相談を勧める。2週間健診で，医師に相談する

CHECK! 重篤な病気を見逃さないために

黄疸以外で注意する症状など

- 発熱，飲まない，皮膚の色が白い〜青い，赤黒いかまだら，嘔吐，だらりとした姿勢
- 在胎35〜36週での出生

【様子をみる場合】
次の授乳までに上記の症状が現れるなど悪化していれば，すぐに受診

見逃してはならない重篤な病気

【すぐに受診，迅速な対応が必要】
- 重症感染症，敗血症，髄膜炎，肺炎
- 重症黄疸
- ショック，心不全
- 代謝異常症（低血糖，低Ca血症，低Na血症，高アンモニア血症など）

【日中受診】
- 先天性心疾患，遷延性黄疸（生後2週以降に出現する黄疸），胆道閉鎖症，新生児肝炎

+α 胆道閉鎖症

　肝臓でつくられる胆汁は胆管を通って十二指腸に流れ，食物と混ざって栄養素の吸収を助ける。胆道閉鎖症は，胆汁の通り道である胆管が閉塞または消失する疾患で，生後から数か月までに症状が現れる。胆汁を腸管内へ流せないために肝臓内に胆汁がたまり，黄疸を引き起こし，肝臓の組織を破壊して肝硬変に至る。主な症状は，黄疸，便色異常（便色カード1〜3番），濃黄色尿である。胆汁が腸管内に排泄されないと脂肪の吸収が悪くなり，一緒に吸収されるはずのビタミンKの欠乏が起こるために出血しやすくなり，脳出血をきたして見つかることもある。機を逸することなく外科治療を行う必要がある。

文　献

1) 河田興，久保井徹，伊藤進：黄疸のスクリーニング．周産期医学 37(1)：55-59，2007.
2) 水野克己，水野紀子・著：新生児黄疸．母乳育児支援講座，改訂2版，南山堂，東京，2017，p93.

16 皮膚のトラブル（湿疹）

受診を見きわめる手がかりと観察ポイント

❶ 皮膚の状態（発疹の場所，びらん）
❷ 哺乳の状態（飲んでいるか？）
❸ 活気がない，呼吸が変，だらりとした姿勢

受診の目安

チェック事項 ☑	生理的範囲・ケアの問題	病気の可能性	
	注意して経過観察	日中受診	すぐに受診
皮膚	□部分的な赤い発疹	□かゆみがある発疹 □おむつかぶれで真っ赤 □発赤，びらんが広がる	□発赤，びらんが急激に広がる
哺乳	□飲み方は変わらない	□飲み方は変わらない	□飲み方が弱い □哺乳しない
そのほかの状態・症状	□特になし	□特になし	□活気がない □だらりとした姿勢 □発熱

※皮膚のトラブルで，夜間の受診を勧めることはほとんどないが，哺乳しない，活気がない，だらりとした姿勢など，全身状態が悪い場合は受診

判断に必要な知識

- 新生児は皮膚の新陳代謝が激しく，日頃からスキンケア（洗い方や保湿の方法など）が重要である。基本的なスキンケアとして，1日1回，刺激の少ない石けんなどの泡でやさしく洗った後，洗い流して水分を拭き取り，保湿剤を塗るとよい
- おむつかぶれでは，こまめにおむつを交換し，こすらずにぬるま湯で洗った後，水分をしっかり拭き取り，ベビーオイルやベビーワセリンなどで皮膚を保護する
- 小児科医や助産師に相談したり，育児相談などを利用して，新生児と自分の家庭に合ったケアの方法を見つける
- 湿疹が広がってきた，皮膚がただれてきた，黄色い汁が出てきたなどの場合は，小児科または皮膚科を受診する

保護者への確認とアドバイス

❶皮膚の状態，❷発疹の場所，について現状を聴く。

POINT 1　病気でない場合によく遭遇する皮膚トラブルの原因

- 顔や頸に，ボツボツした発疹が出る：生まれてすぐの時期のホルモンの加減や皮脂の分泌が増えたことによる
- 頭や顔などの脂漏部位（頭頂，顔のTゾーンなど）に白いかさぶたのある脂漏性湿疹：皮脂分泌に刺激されたことによる
- 頭や頸，脇や背中などの汗疹（あせも）：新生児は汗をかきやすく，新陳代謝も活発で，汗腺が詰まりやすいことによる
- おむつかぶれ：おむつに被われた部分が汗や尿で濡れて皮膚が弱くなり，それに尿や便の刺激が加わり炎症になる

POINT 2　新生児の状態をみるポイント

- かゆみ：頭や顔を布団にこすりつける，手で顔や耳を掻く，両足をこすり合わせるなどの動作がみられる場合は，かゆみがあることが多い

POINT 3　その他，家族へのわかりやすいアドバイス

- アトピー性皮膚炎は，生後1か月時点では診断に至らないことが多いが，かゆみのある場合はその可能性も考えられる。診断にこだわらず，湿疹そのものを治すほうがよいので，かゆみのある湿疹が続く場合は，日中に小児科または皮膚科を受診する

CHECK! 重篤な病気を見逃さないために

皮膚トラブル以外に注意する症状

- 飲まない，不機嫌
- 発熱

見逃してはならない重篤な病気

【すぐに受診，迅速な対応が必要】
- ブドウ球菌性熱傷様皮膚症候群（staphylococcal scalded skin syndrome；SSSS），新生児剥脱性皮膚炎

+α　ブドウ球菌性熱傷様皮膚症候群（SSSS）

　SSSSは，眼・口・鼻の周囲，間擦部（頸部，腋窩，鼠経部などこすれる部位）に発赤・びらんを認め，次第に融合して拡大し，口の周囲には亀裂や痂皮を認めるようになる。黄色ブドウ球菌の表皮剥脱毒素により生じる。一般には小児期に発症し，軽症であれば経口摂取も可能で，外来通院で加療できるが，新生児期の発症では腎クリアランスが低いため，毒素の蓄積が起こりやすく，重症例では敗血症から肺炎，心内膜炎を起こして死亡する例があるとされている（新生児剥脱性皮膚炎）。哺乳できていれば緊急性はないが，新生児期の発症は入院のうえ，全身管理をする必要のある疾患であり，受診を勧める。

口腔の症状

 受診を見きわめる手がかりと観察ポイント

● 新生児期に，口の中のトラブルで急いで受診するような事態はまず発生しない

 受診の目安

チェック事項 ☑	生理的範囲	病気の可能性
	経過観察	日中受診
口蓋裂，高口蓋	—	□哺乳がうまくできない
舌や頰粘膜	□舌の上に白いものがあるが，ほかの部位にはない	□舌や頰の粘膜に白いものが付着し，拭いてもなかなか取れず，分厚くなってきた
歯や歯ぐきに関すること	□白く光るものがある □出生時から歯がある	—

判 断 に 必 要 な 知 識

- 新生児の硬口蓋はなめらかで幅が広く，軽度にアーチを描いている。硬口蓋の一部が陥没したbubble palateや，高口蓋では乳頭損傷や授乳がうまくできず，哺乳行動をよく見て授乳姿勢等の工夫を促すなどの配慮が必要である[1]
- 口蓋裂は，口唇裂を伴い生後すぐに発見され対処されている場合が多いが，粘膜下口蓋裂は一見，口の中を見ただけではわからず，見過ごされていることがある
- 口腔内の形態異常（小顎症，口蓋裂，高口蓋，後鼻孔閉鎖）などが見過ごされていると，哺乳中の咳，顔色や皮膚の色が悪い，息苦しそうなど誤嚥の症状を繰り返す。専門家でないとわかりにくいので，日中に，新生児を診察する小児科，口腔外科などの受診を勧める

> **保護者への確認とアドバイス**　❶口腔内の状態，❷哺乳の状態，について現状を聴く。

POINT 1　病気でない場合によく遭遇する口腔の症状

① 口の中が白い（舌苔，鵞口瘡）
- 舌の上に白いものがあるだけの場合，正常の舌苔が多い。ほかの部位に白いものがなければ様子をみる
- 舌や頬の粘膜に白いものが付着し，拭いてもなかなか取れないときは，カンジダ菌というカビ（真菌）による鵞口瘡の可能性がある。通常，痛みはなく，哺乳も可能で，治療しなくても成長とともに自然によくなることがほとんどである。無理に強くこすると出血してしまうので，取れるまで拭うことはしない
- 舌の白い部分がどんどん分厚くなるときや広がって授乳をいやがるようなときは，小児科を受診する

② 歯茎
- 真珠腫（エプスタイン真珠，上皮真珠）：口蓋正中〜歯茎に多発する白色の光沢がある小隆起である。歯肉の皮が変形したもので，数か月以内に自然消退する。そのほかに，先天性の良性腫瘍や唾液腺排泄管閉塞による囊腫などがある。哺乳に問題がある場合は口腔外科を受診する

③ 先天性歯（魔歯）
- 出生時から歯がある場合は，早期萌出の場合と過剰歯の場合がある。ぐらつく場合や過剰歯は，脱落歯の誤嚥を防ぐため抜去する。早期萌出の場合，保存することが望ましい。歯の先端が先鋭であると，母親の乳頭を傷つける場合や子どもの舌下面や舌小帯を傷つける可能性があり，授乳障害の原因となるので，先端を削る場合もある。小児歯科を受診し，早期萌出か過剰歯かを診断し，対処方法を検討してもらう

④ 舌小帯短縮
- 哺乳障害がある場合は切除の対象になることもあるが，ほとんどの場合は成長とともに短縮は相対的に目立たなくなり，治療を要することはない

POINT 2　その他，家族へのわかりやすいアドバイス
- 見える異常（上記①〜④など）は，たいてい問題はない
- 哺乳がうまくいかない場合，口の中の形態異常が影響していることがある
- 新生児の口の中を診察できて，授乳の指導も考えてくれる小児科，周産期センターなど日中に専門家を受診できるよう，保健センターに相談する

CHECK! 重篤な病気を見逃さないために

口腔の異常以外に注意する症状
- 哺乳中の咳，顔色や皮膚の色が黒っぽい，息苦しそうなどが頻繁に起こる

見逃してはならない重篤な病気
【日中受診】
- 口腔内形態異常

文 献

1) 水野克己, 水野紀子・著：哺乳の仕組み. 母乳育児支援講座, 改訂2版, 南山堂, 東京, 2020, pp130-148.

18 眼の症状

 受診を見きわめる手がかりと観察ポイント

● 新生児期に、眼のトラブルで急いで受診するような事態はまず発生しない

 受診の目安

チェック事項 ☑	生理的範囲	病気の可能性
	経過観察	日中受診
目やに、涙	□白い目やにがあるが、拭き取るとその日はなくなる	□涙と目やにが継続して多い
眼の動きの異常	□落陽現象がときどき気になる □眼球震盪がときどき気になる	□眼球震盪が激しく、時間が長い
角膜、結膜	□白目に出血がみられる	□角膜（黒目の部分）が大きい □角膜が濁っている
そのほかの症状	―	□重症の黄疸・水頭症である

判 断 に 必 要 な 知 識

- ほとんどの新生児は遠視の状態で生まれ、ほぼ見えていない。生まれたころは25〜30cmほど先をぼやっとした影で認識している程度で、色の区別もまだついておらず、両目の焦点を合わせる能力も備わっていない。生まれて1週間くらいには、目の前によく来る母親や父親の顔を認識しはじめるといわれている
- 眼の位置は、健常な正期産児の場合、正位50％、外斜視30％[1]である。視線が合わない、目の向きがおかしいのは特に問題ではない。生後3か月以降にほぼ全例が正位になる
- 眼の動きの異常を呈する疾患として、ビリルビン血症（核黄疸）では、皮膚黄染、筋緊張低下、活気不良、無呼吸、哺乳不良、易刺激性などの症状が出現する。水頭症では、頭囲拡大、大泉門膨隆などの症状が出現する

> **保護者への確認とアドバイス**

目の状態，について現状を聴く。

POINT 1　病気でない場合によく遭遇する眼の症状

① 目やにがひどい
- 目と鼻は鼻涙管という管でつながっている。この管が狭かったり，詰まったりすると目やにが出やすくなる。ほとんどは月齢とともに（1歳までに）鼻涙管の通りが自然によくなるが，先天性鼻涙管閉塞は涙道の専門医による専門的な加療が必要である
- 目やにが気になる場合は，きれいに洗ったガーゼを温水で濡らして，やさしく拭き取る。片目から両目に広がり，眼がふさがるくらいひどくなったら，日中に眼科の受診を勧める

② 落陽現象：眼球が不随意に下方に共同偏視する現象
- 正常でも生後1か月以内には約2％で起こるとされ，2か月以後，遅くても6か月には消失する[2)3)]。重症の黄疸がある場合や水頭症の場合の症状としても出現するが，産婦人科で問題になっていなければ退院後に急に現れることはほぼ考えられない。気になる場合は，日中に小児科の受診を勧める

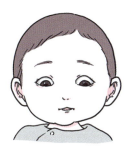

③ 膜の異常
- 産婦人科で指摘されず退院した新生児において，角膜の異常が見つかる場合は非常に少ない。白目の出血は結膜下出血で，白目の深いところにある血管が何らかの原因で切れると起こる。視力には全く影響せず，早ければ1週間，長くても3週間以内に痕も残さずに消える
- 角膜（黒目）が濁っている，大きく感じる場合は眼科を受診する

POINT 2　その他，家族へのわかりやすいアドバイス
- 眼の異常で早く対処しなければならない場合はほとんどない。気になる場合は眼科で詳しく診てもらうことが重要なので，日中に新生児を診察してくれる眼科を受診する

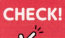

重篤な病気を見逃さないために

眼の症状以外に注意する症状

- ☐ 皮膚黄染
- ☐ 筋緊張低下
- ☐ 無呼吸
- ☐ 活気不良，哺乳不良，易刺激性
- ☐ 頭囲拡大，大泉門膨隆

見逃してはならない重篤な病気

【日中受診】
- ☐ 高ビリルビン血症
- ☐ 水頭症

文 献

1) 荒木俊介：眼の動きの異常（眼球震盪・落陽現象）．With NEO 秋季増刊（437）：262-265，2020．
2) 佐藤千穂，細野茂春：ときどき黒目が下のほうに沈んでしまうことがありますが？ 周産期医学 49（増刊号）：355-356，2019．
3) Volpe JJ：Neurology of the Newborn. 5th, ed, Saunders, Philadelphia, 2008, pp137-138.

19 臍の症状

受診を見きわめる手がかりと観察ポイント

- 臍帯（臍の緒）がついているか，脱落しているか？

受診の目安

チェック事項 ☑	生理的範囲	病気の可能性	
	経過観察	自宅で処置	日中受診
臍帯が残っている	☐乾燥して，まだ脱落していない	☐臍にくっついている部分が少し出血している	☐赤くなってきた ☐塊が大きくなった
出血，腫れ	―	☐臍から出血するが，押さえると止まる ☐ジュクジュクしていたが，消毒後乾燥しそうである	☐処置しても出血が続く ☐腫れがひどい，悪臭がする，膿が出る

判断に必要な知識

- 出生後に切断された新生児側の臍帯は血流が遮断され，乾燥して，脱落する
- 臍帯が脱落するまでに出血や滲出液でジュクジュクすることはあるが，感染防止，消毒，乾燥などの対応でおおむね問題はない[1]。滲出液が多い場合は，小児科か産婦人科で臍帯を再結紮すれば改善する

> **保護者への確認とアドバイス** 臍の状態について，現状を聴く。

POINT 1　病気でない場合によく遭遇する臍の症状

①臍に何かが残っている
- 臍帯：生後1～2週間で，臍にくっついている部分の血が止まって乾いたら，自然に取れる。無理に引っ張って取らない。1か月後も残っていたら，健診時に相談する
- 臍肉芽腫：臍帯の一部が残っていて塊になってきたもの。日中に小児科を受診する

②臍から出血，臍の周りが赤い
- 臍から出血，臍がジュクジュクしているのは，臍帯が乾燥すればなくなる
- 膿のようなものが出る場合は，感染を起こしている可能性が高い

POINT 2　その他，家族へのわかりやすいアドバイス

- 臍からの出血は，きれいなガーゼなどで軽く押さえると止まる。傷口をしっかりと乾燥させ，清潔にしていれば治る
- 病院（産婦人科）から指示のあった消毒セットがあり，入院中に使い方の指導を受けたかを聞く。指導を受けた方法で消毒していれば，出血は2～3日で止まる

【消毒の方法がわからない場合】
①沐浴後，バスタオルで水分を取り，残った水分を綿棒で取る
②産婦人科から指示のあった消毒セットまたはドラッグストアなどで購入したアルコール消毒液（消毒用エタノール）を新しい綿棒に染み込ませ，臍の根元を消毒する

重篤な病気を見逃さないために

注意する症状

☐ 臍やその周辺の赤みが続く，悪臭がする，臍がジュクジュクしていて膿が出ている，出血の量が増える／長引く

見逃してはならない病気

【日中受診】
☐ 臍炎，臍肉芽腫，臍ポリープ，尿膜管遺残

――― 文　献 ―――

1) 池田太郎：おへそがじゅくじゅくして心配です．周産期医学 49（増刊号）：428-429，2019．

20 外陰部の症状

受診を見きわめる手がかりと観察ポイント

1. 鼠径部の硬さ
2. 男児の場合：陰嚢の腫れ，泣きやまない，哺乳の状態
3. 女児の場合：❶以外に緊急受診を要するような出来事はほとんどない

受診の目安

チェック事項 ☑	生理的範囲	病気の可能性	
	経過観察	日中受診	すぐに受診
鼠径部	ー	□泣く・排便などで鼠径部が膨らむが，腹圧が下がると戻る	□鼠径部が膨らんで硬く，動かない
陰嚢部	□陰嚢が大きいが，柔らかく，水がたまっている感じがする	□泣く・排便などで陰嚢の片方が膨らむが，腹圧が下がると戻る	□陰嚢の片方が膨らんで硬くなり戻らない □陰嚢が腫れている
哺乳，嘔吐	□普段と変わらず，よく飲む	□普段と変わらず，よく飲む	□飲まない □嘔吐
機嫌	□特に悪くない	□特に悪くない	□不機嫌

判断に必要な知識

- 鼠径ヘルニアは，泣いたり，便を出すときなどに鼠径部（足の付け根）が膨らむ。腹圧が下がると戻る
- 生後1か月では，鼠径ヘルニア嵌頓はまれであるが，鼠径部や陰嚢の片方が膨らんで硬くなり，不機嫌や嘔吐がある場合はすぐに受診が必要である。男児に多いが，女児でも起こる
- 陰嚢水腫は，陰嚢に水がたまったものである。新生児期には80〜94％に認め[1]，1〜2歳までに80％前後が消失する[1]。健診のときに相談する
- 女児の外陰部の異常の多くは，いずれも母体のホルモン（エストロゲン）の影響により起こる現象である。生後2週間ぐらいしてホルモンの影響がなくなれば，自然に消失する
- 陰嚢が突然腫れて，急に痛がる場合，精巣捻転の可能性があり，すぐに受診する
- 男児では，陰茎の先が赤く腫れている，膿が出ている，痛そうな場合，包皮炎（陰茎の先端が排尿の刺激により，炎症をきたしたもの），亀頭炎（陰茎の先の部分と，それを包む皮膚の間に細菌が増えて感染を起こしたもの）が考えられる

> **保護者への確認とアドバイス**　外陰部の状態について，現状を聴く。

POINT 1　病気でない場合によく遭遇する外陰部の症状

【男児】
- 恥垢がある
  恥垢とは陰茎の包皮の内側に，皮脂腺からの分泌物や古くなって剝げ落ちた皮膚が固まってできたものである。自然に排出され，無理に取り除こうとしない

【女児】
- 腟からの出血（新生児月経）
  - 通常，生後3〜5日目に始まることが多く，1週間程度で治まる。まれに，生後2〜3か月まで続くことがあるが，自然になくなる
- おりものがきれいに取れない（新生児帯下）
  - 通常，2週間程度で出なくなる
  - 生後数日〜1週間くらいには少量の血液が混じることもある
  - 黄色・緑色・膿のようなものは感染が考えられ，日中に小児科を受診する
- 腟から何か出ている（処女膜ポリープ）
  - 多くは処女膜が女性ホルモンの影響で大きくなっているため，出てくるものである。処女膜は生後数週間〜数か月で，自然に小さくなる。どんどん大きくなる場合や，そのほかに気になる症状がある場合は，日中に小児科を受診する

POINT 2　その他，家族へのわかりやすいアドバイス

- 男児で，陰茎の先が赤い場合
  - ぬるま湯できれいに洗い，きれいなガーゼなどで拭く。日中に小児科を受診する
  - 薬を塗って（場合によっては薬を飲んで），治療する
  - 包皮を無理にむこうとしない

CHECK!　重篤な病気を見逃さないために

外陰部の症状以外に注意する症状

☐ 飲まない，泣きやまない，不機嫌，嘔吐

見逃してはならない重篤な病気

【すぐに受診，迅速な対応が必要】
☐ 鼠経ヘルニア陥頓

文　献

1) 寺脇幹：おちんちんの袋が片方大きいようですが？ 周産期医学 49（増刊号）：473-475, 2019.

21 しゃっくり

受診を見きわめる手がかりと観察ポイント

- 新生児期に，しゃっくりで急いで受診するような事態はまず発生しない

受診の目安

- 受診の必要はない

判断に必要な知識

- しゃっくりとは，横隔膜（肺とお腹を隔てる筋肉）が，何らかの刺激によって一時的に縮む（収縮する）ことで起こる。横隔膜が縮むと，肺の中に勢いよく空気が取り込まれ，それと同時に喉にある声門が閉まり，あの独特な「ヒック」という音が出る

保護者への確認とアドバイス

しゃっくりの状態について，現状を聴く。

POINT 1 よく遭遇する場面

- 母乳やミルクと一緒に空気を多く飲み込んでしまったり，便秘でお腹が張っていたりすると，膨らんだ胃や腸が横隔膜を刺激してしゃっくりが出やすくなる。体温が下がったときやおむつが濡れているときにもしゃっくりが出やすいといわれている

POINT 2 その他，家族へのわかりやすいアドバイス

- 生まれたばかりの新生児は臓器や神経の発達が未熟なので，大人に比べてしゃっくりが出やすい。成長とともにしゃっくりの頻度は減っていく
- しゃっくりが出るのは自然なことなので，無理に止める必要はない。しゃっくりを繰り返していても，合間にきちんと呼吸はできていて，苦しくなることはない
- 長く続いて気になる場合は，以下の方法を試してみてもよい
  ①縦抱きで少し前傾姿勢にして，背中をやさしくトントンと叩く
  ②ゲップをさせる
  ③便が出ていなければ排便を促す：お腹のマッサージや綿棒浣腸など
  ④おむつを替える
  ⑤体を温める
  ⑥少量の母乳やミルクを飲ませる
- 大人に行うように，驚かせたり，うつぶせに寝かせて止めようとすることは，新生児にとって危険なので，行わない

22 胸の形態異常など

受診を見きわめる手がかりと観察ポイント

- 新生児期に，胸の形態異常などで急いで受診するような事態はまず発生しない

受診の目安

- 特に受診の必要はない

保護者への確認とアドバイス

胸部の状態について，現状を聴く。

POINT 1　病気でない場合によく遭遇する胸部の症状

- **漏斗胸**：新生児の胸郭は成人より円形に近いことに加えて，胸郭そのものが柔らかいので，呼吸障害がある場合には胸郭の陥没が著明に認められる。呼吸障害のあった新生児が二次的に漏斗胸になることがあるが，その場合，次第に回復する
- **魔乳**：新生児のお乳が出る現象である。母体のホルモン（エストロゲン）の影響なので，通常は1～2週間，長くても5～6週間で自然に消失する
- **副乳**：腋窩～乳頭～鼠径部に至る線上に生じる乳腺である。多くは目立たなくなる
- **鎖骨骨折**：鎖骨の軋み・偏位を認める場合，分娩時の骨折が考えられる。問題のある症状が出ることはほとんどなく，多くの場合，自然治癒する

第Ⅲ章

乳児期の
症状

乳児期の症状

1 発　熱

受診を見きわめる手がかりと観察ポイント

1. 予防接種を受けたか？　受けたのは数日以内か，もっと前か？
2. 環境温度が高い，衣類・寝具（掛け物）で温めすぎていないか？
3. 哺乳の状態（飲んでいるか？），活気がない，呼吸が変，手足が冷たい，皮膚の色が青黒いなどがないか？

受診の目安

チェック事項 ☑	予防接種によるもの	生理的範囲・ケアの問題	病気の可能性		
	注意して経過観察	注意して経過観察	日中受診	すぐに受診	救急車
予防接種	□24時間以内に接種	□受けていない	□受けている	□受けていない	―
環境温度，衣類・寝具	―	□過剰に保温されている □背中が汗ばむ	□過剰な保温はない	□過剰な保温はない	―
哺乳	□飲み方は変わらないか，少し弱い	□飲み方は変わらない	□飲み方は変わらないか，少し弱い	□飲み方は変わらないか，弱い	□飲まない，飲み方が弱い
泣き方	□泣いていない □力強い泣き方	□泣いていない □力強い泣き方	□よく泣く □泣き声は変わらない	□泣き声が甲高い □泣き声が弱々しく，泣きやまない	□泣き声が弱々しく，泣きやまない □うめき声 □呼吸が変
機嫌	□すぐに泣きやむ □抱っこで泣きやむ □笑顔	□すぐに泣きやむ □抱っこで泣きやむ □笑顔	□少し不機嫌だが，抱っこで泣きやむ □少しは笑う	□不機嫌，活気がない □間欠的に泣く □少しは笑う	□活気がなく，ずっと不機嫌 □ほとんど無反応
皮膚の色	□ピンク	□ピンクまたは赤	□ピンクまたは赤	□手足が冷たい □末梢チアノーゼ	□手足が冷たい □全身が青黒いか，まだら

〔橋本政樹：発熱．はじめての赤ちゃん診療，へるす出版，東京，2022，p77．／McCarthy PL, Sharpe MR, Spiesel SZ, et al：Observation scales to identity serious illness in febrile children. Pediatrics 70（5）：802-809，1982．をもとに作成〕

発達段階でみる受診の目安

家庭でみる目安	受診の目安

2〜4か月児の場合

数日（ほぼ24時間）以内に予防接種を受けた場合
環境温度が高い・着せすぎの場合
- ◆ 哺乳の状態（飲めるかどうか），気をつけて様子をみる
- ◆ 環境温度が高い場合は温度を下げる，衣類や寝具を減らすなどして，30分後に体温測定し，下がってきたか確認

- ◆ ほかに気になる症状がなく，哺乳もできていれば，様子をみる
- ◆ 予防接種後の場合，体温が下がれば受診は不要
- ◆ 心配な場合は，日中に小児科を受診

数日以内に予防接種を受けていない場合
ヒブ・肺炎球菌ワクチン接種が1回以下
- ◆ 環境温度が高い・着せすぎなどがない

- ◆ すぐに受診

5か月児以降の場合

- ◆ 機嫌はよくないが，遊べる・眠れる
- ◆ 食欲はないが，母乳やミルク，水分や好物は口にする
- ◆ 寒がったり，少し顔色が悪いが，しばらくすると治まりそう（一時的だったが，治まった）

- ◆ 熱の高さより，機嫌・食欲・眠り方などに注目して様子をみる
- ◆ 熱が下がっても，日中に受診が望ましい

- ◆ 不機嫌，活気がない，飲まない
- ◆ 泣き声が甲高いか，弱々しく泣きやまない

- ◆ すぐに受診

判断に必要な知識

- 生後2か月から予防接種が始まる。接種後24時間以内に発熱をきたすことがあるが，接種後の反応の場合，多くは機嫌が顕著に悪くはなく哺乳できる状態で，熱はピークを過ぎると下がる。経過観察のみで解熱するので，受診の必要はない。一過性の副反応であれば問題はないが，たまたま病気が発症する，副反応が激しいなどの可能性も考えられるので，非常に不機嫌な場合や哺乳できない場合はすぐに受診を勧める。翌日も解熱しない，再度熱が上がる場合は受診する
- 予防接種を受けていない状態で，うつ熱も考えられない場合，生後4か月未満の乳児で38.0℃以上ある場合は重症感染症の可能性があり，受診を勧める
- 乳児は自律神経がまだ発達していないので，体温調節がうまくできず，環境温度の影響を受けやすい。衣服や寝具を大人より1枚減らす程度に調節し，一時的な変化で戻れば受診は不要である
- 紙おむつの素材である吸水ポリマーは通気性・吸水性に優れているため，夏など環境温度が高いときはうつ熱の原因になる（夏に紙おむつを履いているのは，夏に毛糸のパンツを履いているようなものである[1]）。おむつを外して，水で濡らして絞ったタオルで体を拭くのもよい

> **保護者への確認とアドバイス**
>
> ❶予防接種，❷環境温度，❸全身状態，について現状を聴く。

POINT 1　病気ではない場合によく遭遇する発熱の原因

- 1〜2日以内に5種混合・肺炎球菌・ロタウイルスワクチンなどの予防接種を受けている
- 乳児は体温を調節する力が弱く，周囲の環境温度，衣類や寝具の着せすぎによって体温が上がることがある

POINT 2　乳児の状態をみるポイント

- 乳児にとって暑かったかもしれないと感じられ，乳児が赤い顔をして暑そうなときは，涼しく過ごせるようにして30分ぐらい機嫌や飲み方を観察する
- 病気で体調が悪いときは，機嫌が悪く，母乳やミルクを飲まなくなる。睡眠も浅く，抱っこしても眠れずぐずる。生後5か月を過ぎると病気に対する抵抗力も新生児期より強くなるので，病気に負けていない状態であれば，熱が出ていても日中の受診でよい。状態は変化するので，数時間ごとに機嫌や眠り方をみる

POINT 3　その他，家族へのわかりやすいアドバイス

- 予防接種後の発熱では，病気の場合と違って，乳児の体内で強力に増える病原体はいないので，反応が治まれば熱は下がる。予防接種を受けていない場合は，病原体が体内で増える可能性が高く，機嫌が悪くなくても急変する可能性があるので，特に生後4か月未満は夜間でも受診したほうがよい
- 急に高熱が出る場合，最初手足が冷たく震えが出ることがある。そのときは寝具などで温める
- 熱が上がると，次第に手足が温かく，頭や体全体が熱くなるので，着るものや寝具を減らし，涼しく過ごせるように室温も調節する。タオルを水で濡らしてよく絞り，体を拭いて，うちわなどで扇ぐのもよい
- 保冷剤を布で包み，首・脇・股のつけ根を冷やしてもよいが，いやがる場合も多いので無理強いしない
- 解熱薬は，生後6か月までは熱が下がりすぎるなどの心配もあるので使用しない。6か月以降は，使用してよい。かかりつけ医に処方してもらい，家では冷蔵庫で保管する
- 解熱薬は，単に熱を下げるための薬で，熱の原因を治療する薬ではない。子どもの解熱薬は強い作用はなく，熱の下がり方は少ないこともあるが，体が楽になり眠れるなどの効果は期待できる。一度使ったら6〜8時間は間隔を空ける
- 家庭で様子をみていられる状態でも，乳児は病気と闘っている。そばに安心して甘えられる人がいると，乳児は心身ともに安らぐことができる[2]。そばにいるだけで治療効果があるといえるかもしれない
- 付き添いも疲れるので，休めるときは休む，家族で分担するなど保護者側ができる範囲で体力を温存することも勧める

CHECK! 重篤な病気を見逃さないために

発熱以外で注意する症状

- 不機嫌，眠らない，飲まない
- 高熱にもかかわらず，顔色が普通〜白いまたは青い
- 呼吸が変，皮膚の色が青黒いかまだら，姿勢がだらりとしている
- おむつに膿のようなもの（黄緑色，鼻くそ様）がついている

見逃してはならない重篤な病気

【すぐに受診，迅速な対応が必要】
- 重症感染症，菌血症，敗血症，髄膜炎〔大腸菌，B群溶血性連鎖球菌（Group B *Streptcoccus*；GBS），黄色ブドウ球菌，単純ヘルペスウイルス，予防接種を受けていない場合：Hib（ヘモフィルスインフルエンザ菌b型），肺炎球菌〕，腎盂腎炎など
- 頭蓋内出血やけいれんなどに伴う中枢性発熱
- 脱水，飢餓熱

【日中受診】
- 川崎病
- 甲状腺機能亢進症による発熱

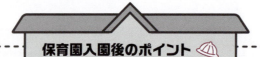
保育園入園後のポイント

発熱したら！

- 解熱後24時間は保育園を休む
- 安心して休める環境と甘えられる人の存在が必要である
- 解熱薬で熱を下げなくても，病気が回復すれば熱は下がる．夜間の発熱の経過によって，病気の治り具合もわかってくるので，翌朝に登園するか休むか，小児科を受診するか判断する

登園の目安[3]

症状	こんなときは休みましょう	登園できます
発熱	□24時間以内に38℃以上あった，または解熱薬を使用した □朝の体温が37.5℃以上 □元気がない，機嫌が悪い，食欲がない	□前日の熱が38℃を超えていない □朝の体温が37.5℃未満で元気があり，機嫌もよい □咳などほかの症状も悪くなっていない

文　献

1) 橋本政樹：発熱．はじめての赤ちゃん診療，へるす出版，東京，2022，p.80
2) 宮野孝一・監：免疫力とは？ 子どもの免疫力アップに欠かせない4つのこと．こそだてまっぷ（2022年11月6日）．
https://kosodatemap.gakken.jp/life/health/6639/
3) 新谷尚久：保育園症候群；入園後に繰り返す園内感染症に対する心得．保育と保健 22(1)：123-125，2016．

2 嘔吐，吐乳・溢乳

受診を見きわめる手がかりと観察ポイント

❶ 嘔吐について：吐いたものは何か？ 吐き方は（いつから，何回吐いたか）？
❷ 哺乳の状態：飲んでいるか？
❸ 排泄の状態：排便・排尿をしているか？ 便の性状は（色・形など）？
❹ 機嫌は？

受診の目安

チェック事項 ☑	生理的範囲	病気の可能性		
	注意して経過観察	日中受診	すぐに受診	救急車
吐いたもの	□母乳またはミルク，胃液・凝固乳など	□母乳またはミルク，胃液・凝固乳など	□濃い緑色（胆汁） □鮮血	□多量の吐血
吐き方	□口から出る程度 □勢いよく吐くが，その後ケロッとして単発	□勢いよく吐き，回数が増えてきた	□半日で何度も繰り返す	―
哺乳	□よく飲む，または哺乳時にむせたり，詰まったり，咳込む □哺乳しにくそう，溢乳	□よく飲むが，直後に吐く □離乳食開始後，特定の食物を食べた1〜4時間後に毎回吐く	□飲み方は変わらないか，弱い	□飲まない，飲み方が弱い
便	□便の性状（色・形）や回数は変わらない	□少なくなってきた □慢性下痢 □時に血便	□イチゴゼリー状血便	―
尿	□よく出ている	□少ないが出ている	□出ていないか，非常に少ない	□出ていないか，非常に少ない
そのほかの状態・症状	□よく泣く □ゲップが出にくい	□体重が増えない □嘔吐時，不機嫌，活気がない	□不機嫌，活気がない □吐いた後，顔色が青い・黒っぽい □ゼロゼロ音がする □1週間以内にロタウイルスワクチンを接種し，血便がある □頭部打撲の既往	□活気がない，呼吸が変 □手足が冷たい □皮膚の色が赤黒い・まだら □けいれん

発達段階でみる受診の目安

家庭でみる目安	受診の目安

2〜4か月児の場合

家庭でみる目安	受診の目安
◆ 勢いよく乳を吐くが，あとは普段と変わらない	◆ 飲まない，不機嫌，活気がない
◆ 10分ほど様子をみて，吐き気が感じられなかったら再び授乳する ◆ 1回の授乳量が増えすぎていないか，保健センターに相談する	◆ すぐに受診

5か月児以降の場合

家庭でみる目安	受診の目安
◆ 吐物は食物残渣または乳 ◆ 吐いた後30分以内に飲ませたら再度嘔吐	◆ 半日以内に何度も嘔吐を繰り返す ◆ 吐物が緑色 ◆ 不機嫌，飲まない，眠れない ◆ イチゴゼリー状血便
◆ 最低30分は何も与えずに様子をみて，吐き気が治まってから（顔色や表情が戻ってから），スプーン1さじ（5mL）ぐらい，ごく少量の水分をとらせる ◆ 眠れそうなら水分を与えずに眠らせる	◆ すぐに受診

判断に必要な知識

- 生後2〜3か月を過ぎると胃の容量も増え，胃を固定する靱帯もしっかりしてくるが，胃の形はまだ縦型で，飲み込んだ空気を出すときに逆流しやすい
- 元気で機嫌がよく，体重が増えている場合，受診の必要はない
- 母乳がよく出るようになり，飲みすぎの場合もあるので，気になる場合は保健センターに相談する
- 生後6か月を過ぎると，感染症にかかりやすくなり，病気が原因で嘔吐する機会も増える。体調は，機嫌の良し悪しで判断できるので，機嫌が悪くなく眠れるようであれば日中の受診でよい
- 吐くときの勢いは，病気の重症度と必ずしも一致しない
- 発熱や下痢などほかの症状があり嘔吐する場合は，脱水が心配となる。排尿していない場合は受診を勧める
- ロタウイルスワクチンを接種していれば，感染症による重症の嘔吐下痢症にかかる可能性は低い
- 腸重積症は乳児後期に起こりやすく，繰り返す嘔吐・血便・不機嫌などの症状があればすぐに受診を勧める。ごくまれだが，ロタウイルスワクチンの初回接種後1週間以内に腸重積症を起こすことがあり，同様の症状に注意が必要である

保護者への確認とアドバイス

❶哺乳の状態，❷嘔吐の状態，❸そのほかの症状，について聴く。

POINT 1　病気ではない場合によく遭遇する状態

- 生後2～3か月児では，母乳が安定してよく出ているのに，ミルクを足している場合がある。体重が急激に増加している場合は，飲ませすぎの可能性がある
- 離乳食を無理強いして，嘔吐反射が強く出ることがある

POINT 2　乳児の状態をみるポイント

- 生後3か月を過ぎ，無理に飲ませようとして嘔吐する場合は，無理強いを避ける
- 体重が増えているか，日中の機嫌がよいかをみる

POINT 3　その他，家族へのわかりやすいアドバイス

- 生後3か月を過ぎると，乳児も意思を表出し，飲ませようとしてもすぐには飲まないことがある。体重の増え方は2か月までと変わってくるので，増えていれば様子をみる。日中に機嫌よく過ごせていれば，無理にミルクを多く与える必要はない
- 生後6か月を過ぎると，病気により嘔吐する機会も増える。嘔吐した際は吐き気が残るので，慌てて水分を与えると，より一層吐くことになる。30分～1時間は何も与えず，お腹を休ませる
- 機嫌が悪くなく眠れるようであれば，急いで受診する必要はない
- 噴水のような勢いで吐くこともあるが，病気の重症度と必ずしも一致しているわけではない
- 発熱や下痢の症状がある場合は脱水が心配となる。体の水分が足りないと排尿しなくなるので，おむつをこまめに確認する。3時間以内に排尿がみられるようであれば受診は急がなくてよい
- 嘔吐の原因はいろいろあるので，繰り返し嘔吐する場合や体重が増えない場合は日中に小児科を受診する

CHECK! 重篤な病気を見逃さないために

嘔吐以外で注意する症状

- 不機嫌,眠らない,飲まない
- 緑色の吐物,血便・下血
- 3時間以上排尿していない
- 発熱,呼吸が変

見逃してはならない重篤な病気

【すぐに受診,迅速な対応が必要】
- 腸重積症
- 重症感染症,敗血症,髄膜炎
- 頭蓋内出血やけいれんなどに伴う中枢性の嘔吐
- 脱水,飢餓熱

【日中受診】
- 感染性胃腸炎
- 胃食道逆流症
- 新生児・乳児食物蛋白誘発胃腸症(新生児−乳児消化管アレルギー)

+α 新生児・乳児食物蛋白誘発胃腸症(新生児−乳児消化管アレルギー)[1]

　新生児期もしくは乳児期にミルクまたは母乳を開始した後発症する。嘔吐・下痢・血便などの消化器症状を呈することが多いが,哺乳力低下,不活発,体重増加不良,腹部膨満などの非特異的症状のみの場合もある。6%の患者は重症であり,イレウス,発達障害などを起こす場合もある。通常の即時型食物アレルギーと異なり,非IgE依存性アレルギー疾患といわれ,原因食物摂取後2時間から数日を経て発症する。診断のためには,精査と原因食物除去と負荷試験が必要であり,症状が重篤でなければ日中に小児科かアレルギー科を受診する。

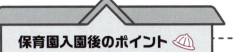

保育園入園後のポイント

嘔吐したら！

- 何をきっかけに吐いたか確認する（咳で吐いた，吐き気がある，48時間以内の頭部打撲）
- どのようなもの（食べたものか，飲んだ水分か）を何回吐いたか観察する
- 飲食させずにお腹を休ませて，夜眠っている間に嘔吐が治まることもよくある
- 朝の状態をみて，登園の判断をする
- 発熱・下痢などほかの症状もある場合は，感染症の可能性が高い。家族に同様の症状がある，食欲がない，ほかの症状がある場合は，休みをとり受診を優先する

登園の目安

症状	こんなときは休みましょう	登園できます
発熱	□24時間以内に2回以上の嘔吐がある □食欲がない，元気がない，機嫌が悪い □吐き気が続き，いつもより体温が高め，腹痛がある	□24時間以内に嘔吐がないか，あっても1回のみ □食事をしても，吐き気がない，腹痛もない □機嫌がよく，顔色もよい

文　献

1) 野村伊知郎（研究代表者）：新生児食物蛋白誘発胃腸炎（N-FPIES）の疾患概念確立，実態把握，診断治療指針作成に関する研究．厚生労働科学研究成果データベース，2009．
https://mhlw-grants.niph.go.jp（2024年6月18日アクセス）

3 下痢, 便の異常

受診を見きわめる手がかりと観察ポイント

❶ 下痢について：どのような便か？ いつから，何回か？
❷ 機嫌は？ 遊べるか？ 眠れるか？
❸ 排尿しているかなど，そのほかに気になる症状はあるか？

受診の目安

チェック事項	生理的範囲	病気の可能性		
	経過観察	注意して経過観察	すぐに受診	救急車
下痢	□数回の軟便や消化不良便 □便の色が変	□水様下痢 □1，2回の粘血便	□頻回の水様下痢 □数回以上または大量の粘血便 □便全体が赤・赤黒い・タール状で生臭い(血液のにおい)	□大量の鮮血便
機嫌	□機嫌はよい □眠れる	□機嫌はよい，または少しぐずる程度 □眠れる	□不機嫌で，ずっとぐずる □すぐに起きてくる	□すごく不機嫌 □眠り方が普段と違い，起こしても起きない
そのほかの症状	□特になし	□1，2回の嘔吐 □発熱	□尿があまり出ていない □高熱または粘血便＋発熱	□けいれん

発達段階でみる受診の目安

家庭でみる目安	受診の目安

2～4か月児の場合

◆ 普段より軟らかい便で回数も多いが，嘔吐や発熱はなく，哺乳も普段どおりである ◆ お尻の皮膚が荒れているためか機嫌が悪い	◆ 水様便や粘血便が大量に出る ◆ 明らかな血便が出る ◆ 不機嫌，嘔吐や飲まないなどの症状がある ◆ 尿があまり出ない

◆ お尻のケアをして、機嫌が回復するかをみる ◆ 急激に水様便が増える，ほかの症状が出る，飲まないなどがあれば受診	◆ すぐに受診

5か月児以降の場合

◆ 数回続く水様下痢，下痢と嘔吐だが，脱水症状はなく，機嫌も悪くはない ◆ 粘血便・下痢と発熱だが，機嫌は悪くない	◆ 水様便や粘血便が大量に出る ◆ 明らかな血便が出る ◆ 不機嫌，嘔吐や飲まないなどの症状がある ◆ 下痢が続いていて，尿があまり出ない

◆ 全身状態が悪くなるようであれば夜でも受診 ◆ 日中受診	◆ すぐに受診

判断に必要な知識

- 乳児は便の回数が増えただけでは下痢とはいえず，日頃の便性との変化を考慮して下痢かどうか判断する
- 機嫌がよく，哺乳力もよく，顔色もよくて，普段と変わりがないようであれば，特に食事を制限しなくてよい。便が水様になっていかないかをみる
- 乳児の下痢の多くはウイルスによる腸管感染症で，発熱があっても機嫌はそれほど悪くないことが多い
- 粘血便や高熱を伴う場合は，細菌性下痢症の可能性も高く，機嫌や全身状態がそれほど悪くなく，尿も出ているようであれば，日中に便を一部持参して小児科を受診する
- 2週間以上続く慢性下痢症では感染以外の原因が考えられ，日中に小児科を受診する

> **保護者への確認とアドバイス**
>
> ❶便の性状，❷哺乳の状態，❸そのほかの症状，について現状を聴く。

POINT 1　病気ではない場合によく遭遇する状態

- 乳児は，日頃から排便回数が多く，水分量の多い便もある。機嫌や哺乳力がよく，体重も増加していれば，特に問題ではない
- 乳児期は消化機能が未熟であり，離乳食が始まったら食物の色素や形が十分消化されずに便に出る

POINT 2　乳児の状態をみるポイント

- 排便回数が急に増え，水様便，粘血便，酸っぱいにおいがする便などの場合は下痢と考えられる
- 不機嫌，嘔吐，発熱など，そのほかの症状に注意する
- 下痢が激しい場合は脱水に注意し，排尿があるか確認する

POINT 3　その他，家族へのわかりやすいアドバイス

- 機嫌がよく，哺乳力もよく，毎日同じような便が出ている場合は，回数が多くても下痢ではない
- 下痢であっても機嫌が悪くない場合，夜間は水分のみを飲める範囲で飲ませて，寝かせる
- 飲んだり・食べたりした直後に便が出ることはよくある。胃に食べ物が入ると腸が動くためである。口に入れたものがそのまま出るのではない
- 母乳をやめることやミルクを薄める必要はない
- 下痢が軽症の場合，離乳食は消化がよいので中止しなくてよい
- 下痢が続くと肛門周囲の皮膚が荒れることがある。このような場合は，おしりふきで拭き取るのではなく，シャワーなどで洗い流して，やさしくタオルなどをあてて乾燥させる
- 皮膚の荒れが続く場合は，保湿剤やベビーオイルなどを使用するとよい
- 便の写真を撮っておくか，受診の際に便のついたおむつを持参する
- 下痢便を扱うときは，できればポリ手袋をするなど便を直接さわらないようにして，おむつやおしりふきをポリ袋に入れて口をしっかりと閉じる。おむつ交換の後はしっかりと手洗いを行う

重篤な病気を見逃さないために

下痢以外で注意する症状

- 不機嫌，眠らない，飲まない
- 血便，下血
- 排尿が少ない，尿の色が濃い，口や舌の乾燥など脱水の症状
- 嘔吐，発熱など

見逃してはならない重篤な病気

【すぐに受診，迅速な対応が必要】
- 腸重積症
- 重症感染症，敗血症
- 脱水

【日中受診】
- 感染性胃腸炎
- 新生児・乳児食物蛋白誘発胃腸症（新生児−乳児消化管アレルギー）（p78参照）
- 消化吸収障害などによる慢性下痢症

離乳食が始まったら

- 離乳食が進むにつれて，便の性状は変化する
- 食物の形がそのまま便に出る場合や便の色が変わることもよくあるが，便性が大きく変わらず，乳児の全身状態もよいようであれば，そのまま様子をみる
- 特定の食べ物の後，必ず下痢や嘔吐がみられる場合はアレルギーの可能性があり，食べ物と食べた時間，便の出る時間と便の性状などを記録して，日中に小児科を受診する

保育園入園後のポイント

下痢をしたら！

- 元気がない，不機嫌，食欲がない，発熱がある，嘔吐するなどの場合は小児科を受診する
- 水分がとれない，尿が半日以上出ないか少ない，唇や舌が乾いているなど脱水症状がみられる場合はすぐに小児科を受診する
- ウイルス性下痢症の場合は，体調がよくなれば登園は可能だが，便の中のウイルスは数週間排泄される。園での便処理の際に，便に直接触れないことや，消毒や手洗いなどの配慮が必要なため，園に病名を伝える

登園の目安

症 状	こんなときは休みましょう	登園できます
下痢	□24時間以内に2回以上の水様性の下痢がある □食事ごとに下痢になる，腹痛がある □食欲がない，不機嫌 □朝に排尿がない，排尿があっても色が濃くて少ししか出ない	□24時間以内に水様性の下痢がないか，あっても1回のみである □食事をしても下痢にならない，腹痛はない □食欲が普段どおりある，機嫌がよい □排尿の回数や色がいつもどおり

4 便秘

受診を見きわめる手がかりと観察ポイント

❶ 便秘について：排便の回数は？ 便の性状は？ 排便時，痛みは？ 出血は？
❷ 機嫌は？ 眠れるか？

受診の目安

チェック事項 ☑	生理的範囲		病気の可能性
	経過観察	注意して経過観察	すぐに受診
便秘	□数日，排便がない □排便回数は少なく，便は軟らかい	□排便時ほぼ毎回出血する □便が硬くて，排便時に痛がる・排便をいやがる	―
機嫌	□機嫌はよい	□機嫌はよいか，少しぐずる程度 □眠れる	□苦しそう □不機嫌，お腹が張っている

発達段階でみる受診の目安

家庭でみる目安	受診の目安

2～4か月児の場合

◆ 4日以上排便がない ◆ 母乳主体で，便は軟らかい ◆ 機嫌・飲み方は普段と変わらない	◆ 不機嫌 ◆ お腹が硬く張っている感じがする ◆ 嘔吐，飲もうとしない
◆ 気になる場合は，肛門刺激（綿棒浣腸）	◆ すぐに受診

5か月児以降の場合

◆ 排便時は苦しそうだが，今は機嫌も悪くない ◆ 機嫌・食欲は普段と変わらないか，飲み方が少し落ちている ◆ 日頃から便が硬い ◆ そういえば，何日か便が出ていない	◆ 不機嫌 ◆ お腹が硬く張っている感じがする ◆ お腹をさわると痛そうに泣く ◆ 嘔吐，飲もうとしない，食欲がない
◆ 気になる場合は，浣腸をしてもよい ◆ 便秘のみであれば，日中受診	◆ すぐに受診

判断に必要な知識

- 母乳が主体の乳児では，生後1か月ぐらいから排便回数が減ることが多い。2～3日便が出なくても腹部膨満，哺乳力低下，不機嫌などがなければ心配ない[1]
- 大体4日以上排便がなければ，綿棒浣腸を行うとよい
- 体重の増えが悪く，排尿も少ないようであれば，哺乳量が少ない可能性もある。保健センターに相談する
- 嘔吐や不機嫌，腹部膨満などがある場合は，日中に小児科を受診する
- 離乳食開始後は便が硬くなってくる。硬くて排便回数が減り，排便時のいきみが強い場合は，食事の工夫，うつぶせやハイハイなどの運動，腹部マッサージなどを行うとよい。改善しない場合は，日中に小児科を受診する

> **保護者への確認とアドバイス**
>
> ❶便の性状，❷機嫌，❸哺乳の状態，について現状を聴く。
>
> **POINT 1** 病気ではない場合によく遭遇する状態
>
> - 母乳性の便秘：生後1〜2か月以降，母乳主体で，哺乳・体重増加・機嫌も良好で腹部膨満もなく，急に排便回数が減る状態[1]
> - 哺乳量不足：嘔吐や腹部膨満などはなく，体重増加不良で，排尿が少ないなどの場合[1]
>
> **POINT 2** 乳児の状態をみるポイント
>
> - 便秘の場合，便が軟らかいか硬いかで対処法は異なる。軟らかい場合は母乳性便秘や直腸肛門反射が弱いなどの可能性があり，離乳食開始後に改善する。硬い場合は排便時に苦痛を伴い，今後も便秘が続く可能性があり，小児科受診を勧める
>
> **POINT 3** その他，家族へのわかりやすいアドバイス
>
> - 母乳性の便秘は，母乳が効率よく吸収され，便の産生が少ないために起こると考えられる。排便時に苦しむ様子がなく，元気に哺乳でき，機嫌もよく，体重増加も良好な場合は3〜4日排便がなくても様子をみてよい。1週間出ないこともあるが，大体4日以上排便がなければ，綿棒浣腸を行うとよい
> - 便の回数や間隔は個人差が大きい。はっきりとした基準はなく，苦痛があれば，日中に小児科を受診する
> - うつぶせ・ハイハイなどの運動や，腹部マッサージを行う。いろいろと試みても便が硬く，排便をいやがるようであれば，日中に小児科を受診する

CHECK! 重篤な病気を見逃さないために

便秘以外で注意する症状

- ☐ 嘔吐
- ☐ 不機嫌，飲まない
- ☐ 体重増加不良
- ☐ 腹部膨満

見逃してはならない重篤な病気

【日中受診】
- ☐ ヒルシュスプルング病，潜在性二分脊椎
- ☐ 甲状腺機能低下症
- ☐ 低カルシウム血症など

離乳食が始まったら

- 離乳食が始まって便が硬くなってきたときの便秘は，今後も続く可能性がある
- 果物（柑橘系，プルーン，バナナなど）や芋類，海藻，ヨーグルト，バニラアイスクリームなどを食事に取り入れる
- 食物で工夫しても便が硬くて，排便時にいきみが強い・便に血がつく場合は小児科を受診する

文 献

1) 福嶋ゆう：1カ月頃から便秘になってしまいましたが？ 周産期医学49（増刊）：620-621, 2019.

5 咳

受診を見きわめる手がかりと観察ポイント

❶ 咳について：どんな咳か？ いつ出ることが多いか？
❷ 機嫌は？ 眠れるか？ 水分はとれているか？ 遊べるか？
❸ そのほかの症状：呼吸の状態は？ 喘鳴は？ 発熱は？

受診の目安

チェック事項 ☑	生理的範囲	病気の可能性		
	経過観察	注意して経過観察	すぐに受診	救急車
咳	□軽く咳が出る □明け方・起床時・寝入りの時間帯に多い	□咳が続くが，止まりそう	□咳が続いて止まりにくい，ケンケンと聞こえる咳 □咳込みが発作的に続く	□止まらない
機嫌	□よい	□保たれている	□眠れそうにない，不機嫌，飲めない，遊ばない	□不機嫌で眠れない □眠り方が普段と違い，起こしても起きない
そのほかの症状	□特になし	□発熱 □咳込んだときに吐いた	□息が苦しそう，喘鳴がある □熱が上がってきた □嘔吐を繰り返す	□息が苦しそう □顔色が悪い

発達段階でみる受診の目安

家庭でみる目安	受診の目安

2〜4か月児の場合

◆ 咳や咳払い程度であり，明け方や睡眠前後のみにみられる ◆ 咳以外の症状がない	◆ 発熱・嘔吐などがあり，不機嫌 ◆ 咳が続いて，眠れそうにない
◆ 生理的な範囲なので，様子をみる	◆ すぐに受診

5か月児以降の場合

◆ コンコン・ゴホンゴホンといった咳 ◆ 機嫌は悪くない，眠れそう，遊べる ◆ 熱はあっても，特に不機嫌ではない ◆ 咳込んで吐くが，吐き気は続かない ◆ 息苦しい様子はない	◆ ケンケンといった咳，発作的に続いて笛のような音もする ◆ 咳が急に増えた ◆ 発熱・嘔吐などがあり，不機嫌 ◆ 咳込みが激しく，眠れそうにない ◆ 喘鳴を伴い，眠れそうにない
◆ 家庭で様子をみて，日中受診	◆ すぐに受診

判断に必要な知識

- 一般に明け方・起床時・寝入りの時間帯に多く，咳自体は軽く，単発であれば生理的な範囲と考えられる。朝夕の気温の変化や，寝たり起きたりすることによる呼吸の変化が刺激になること，迷走神経の興奮などによるものである[1]
- 呼吸器疾患としての咳の多くは，「かぜ（感冒）」と考えられる急性ウイルス性感染症によるもので，受診は全身状態で判断する
- 4種または5種混合ワクチンを接種しておらず，発作的に激しい咳が続く場合は百日咳の可能性も考慮し，夜間でも受診する。日中に受診の場合は咳の程度や呼吸状態を随時確認する
- 自由に活動するようになり，何でも口に入れる乳児後期に，突然むせて咳が出る，声がかすれる場合は誤嚥の可能性があるので，すぐに受診する

> **保護者への確認とアドバイス**
>
> ❶咳の状態，❷呼吸の状態，❸全身状態，について現状を聴く。

POINT 1　病気ではない場合によく遭遇する状態
- 明け方・起床時・寝入りの時間帯に軽い咳や咳払いをするが，昼は咳をしない
- 乳児は気道分泌物が多く，また気道も狭いため，咳や咳払いをしやすい

POINT 2　乳児の状態をみるポイント
- 咳が続く場合は，縦抱きをするか，クッションなどで支えて上体を起こして背中を軽くトントンと叩く。部屋は加湿・保温する。それで眠れるようであれば，日中までそのままみてもよい

POINT 3　その他，家族へのわかりやすいアドバイス
- 乳児は，気道が狭く痰も出やすいので，朝夕の気温の変化や，寝たり起きたりすることによる呼吸の変化に反応して，咳や咳払いをすることがある
- 病気による咳の場合は，明け方や睡眠前後だけではなく，昼間にも咳が増えたり，鼻汁・発熱などの症状が出てくる

CHECK!　重篤な病気を見逃さないために

咳以外で注意する症状

- ☐ 発熱，鼻汁など
- ☐ 呼吸の状態（息苦しそう，喘鳴，鼻翼呼吸，陥没呼吸）
- ☐ 嘔吐，不機嫌，飲まないなど

見逃してはならない重篤な病気

【すぐに受診，迅速な対応が必要】
- ☐ 重症のクループ，重症下気道感染症（気管支炎，肺炎，細気管支炎），重症百日咳，気道異物

【日中受診】
- ☐ 急性鼻咽頭炎，クループ，下気道感染症，アレルギー性鼻炎，百日咳

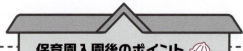

咳が出たら！

- 部屋を換気し空気を温め加湿して，咳が落ち着いたらぬるめの水分を少しずつ何度かに分けて飲ませる
- 咳込んだら，前かがみに座らせるか，縦抱きにして背中をさすったり，軽く叩いたりする
- 咳のために1時間以上眠れない，発熱やゼーゼー音・ヒューヒュー音が聞かれる場合は，休みをとり受診を優先する

登園の目安

症　状	こんなときは休みましょう	登園できます
咳	□咳のために夜間に起きてしまい眠れない □連続して咳込む，呼吸がつらそう，鼻の穴がピクピクしている □咳のため食事がとれない，食欲がない，機嫌が悪い	□連続した咳がない □喘鳴（ゼーゼー音）やつらそうな咳がない。夜間にも眠れている □機嫌がよく，食事もとれる

文　献

1）長谷川久弥：咳払いしますが，風邪ですか？　周産期医学49（増刊号）：444-446，2019．

6　呼吸困難, 息が苦しそう, 喘鳴

受診を見きわめる手がかりと観察ポイント

❶ 喘鳴の状態：どのような喘鳴か？（ゼーゼー音・ヒューヒュー音など）
❷ 呼吸状態：息苦しそうか？　肩も使って息をしているか？　鼻の穴を膨らませているか？　鎖骨上（胸の上）や肋間の凹みがないか？
❸ 眠れるか？　飲んでいるか？　機嫌, 顔色, 手足の冷たさ

受診の目安

チェック事項 ☑	生理的範囲		病気の可能性	
	経過観察	注意して経過観察	すぐに受診	救急車
喘鳴・呼吸状態	□啼泣時のヒューヒュー音 □ゼロゼロ音 □哺乳時・啼泣時のみ陥没呼吸	□ヒューヒュー音が常時聞こえる □ゼロゼロ音が増加 □睡眠中の陥没呼吸	□ゼーゼー音・ヒューヒュー音が増加 □鼻翼呼吸, 肩呼吸, 陥没呼吸	□ひどく息苦しそう
機嫌	□飲める □眠れる	□眠れる, 遊べる □食欲は普通か, やや低下だが, 水分は普通に飲める	□寝かせても眠れない □ひどく不機嫌, 遊ばない □話すのが苦しそう □飲めていない	□ひどく不機嫌 □異様に眠る □抱き上げても動かない
顔色,皮膚の色	□ピンク	□ピンク	□変わらないか, よくない感じがする	□顔色が悪い □唇や爪の色が悪い（青・紫・土色）
そのほかの状態・症状	□体重増加は良好	□特になし	□嘔吐を繰り返す	□手足が冷たい

発達段階でみる受診の目安

家庭でみる目安	受診の目安

2〜4か月児の場合

◆ 泣いているとき，ヒューヒュー音 ◆ のどのところでゼロゼロ音 ◆ 哺乳時・啼泣時にのみ陥没呼吸 上記の症状などがあるが，哺乳・睡眠が気にならない	◆ ヒューヒュー音・ゼロゼロ音が常時増えた ◆ ゼーゼー音・うなり声・多呼吸など呼吸が変 ◆ 飲まない，顔色が悪い，ひどく不機嫌
◆ 生理的な範囲なので，様子をみる	◆ すぐに受診

5か月児以降の場合

◆ ゼーゼー音が増えたが，鼻の穴をふくらませていない ◆ 肩で息をする，陥没呼吸などはみられない ◆ 機嫌は悪くない。いつもの様子で，眠れそう	◆ ヒューヒュー音・ゼーゼー音が常時増えた ◆ 鼻の穴をふくらませる，肩で息をする，陥没呼吸など，啼泣時以外でも呼吸が変 ◆ 飲まない，顔色が悪い，手足が冷たい，ひどく不機嫌
◆ 呼吸状態をよく観察し，変わらなければ，日中受診	◆ すぐに受診

判断に必要な知識

- 新生児・乳児は胸郭が柔らかく，気道が狭い。生理的に気道狭窄の状態が出やすい。正常な乳児でも，泣いているときなどに一時的に陥没呼吸がみられたり，ヒューヒュー音が聞かれることはある[1)2)]
- 泣いていない安静時にも常時，陥没呼吸がみられたり，ヒューヒュー音が聞こえる場合は，日中に小児科を受診
- 呼吸器感染症で痰などによる気道狭窄をきたすなど，呼吸困難を引き起こしている場合はすぐに受診が必要

> **保護者への確認とアドバイス**
>
> ❶ヒューヒュー音・ゼロゼロ音の聞かれるタイミング，❷呼吸，そのほかの症状，❸機嫌，について現状を聴く。

POINT 1　病気ではない場合によく遭遇する状態

- 泣いているときのヒューヒュー音や陥没呼吸
- 哺乳時の陥没呼吸
- 日常的に聞こえるのどのところのゼロゼロ音

POINT 2　乳児の状態をみるポイント

- ヒューヒュー音は泣いているときだけに聞かれるか
- 機嫌がよく，いつもどおりの哺乳，あるいは水分摂取ができていれば，様子をみる
- 呼吸が苦しそう，鼻の穴を膨らませる，肩で息をする場合はすぐに受診
- 息苦しそうだったがよく眠る場合，顔色や手足の冷たさを確認する。顔色が悪い，手足が冷たいなどがあれば，救急車を呼ぶ

POINT 3　その他，家族へのわかりやすいアドバイス

- 乳児は気道が細く，泣いて呼吸が激しくなると気道が狭くなってヒューヒュー音が出やすい。また，激しく泣くときや哺乳するときは，しっかり息を吸うために胸全体を膨らまそうとするが，胸の骨も柔らかく，肋骨の下や胸の骨が凹むことがある。成長とともになくなる
- 泣いていないときにヒューヒュー音や陥没呼吸がなくて，機嫌がよく，哺乳も順調であれば，そのまま様子をみる
- 呼吸が心配な場合や様子の見方がわからない場合，あるいは普段より気になるが，現在の状態が悪くなければ，日中に小児科を受診する
- かぜかなという程度の症状で，ヒューヒュー音・ゼーゼー音が増えたものの機嫌や哺乳に影響が出ていなければ，部屋を暖め，加湿器を使用したり，部屋に濡れタオルを干すなどして加湿する。ゆったりとした衣服を着用させ，上半身を高く縦抱きにし，痰が出やすいよう背中を軽く叩くなどして様子をみる

CHECK! 重篤な病気を見逃さないために

呼吸困難，喘鳴以外で注意する症状

- ☐ 機嫌，哺乳力，顔色や唇の色
- ☐ 発熱

見逃してはならない重篤な病気

【すぐに受診，迅速な対応が必要】
- ☐ 重症感染症，敗血症，肺炎，気管支炎，細気管支炎

【日中受診】
- ☐ 鼻腔構造異常（先天性の後鼻孔閉鎖・鼻腔狭窄）
- ☐ アデノイド肥大
- ☐ 気管・気管支軟化症，気道狭窄（気管狭窄），気道感染症

―― 文 献 ――

1）長谷川久弥：生まれてからしばらくは気がつかなかったのですが，泣いた後やおっぱいを飲んだ後に喉がヒューヒューなります．喘息ですか？ 周産期医学 49（13）：447-448，2019.
2）篠原健，長谷川久弥：息を吸い込むときに胸がひっ込んで苦しそうですが？ 周産期医学 49（13）：449-450，2019.

7 飲まない

受診を見きわめる手がかりと観察ポイント

❶ 飲まないのはいつからか？ 哺乳のトラブルが続いているのか？
❷ 機嫌は？ 活気がない，呼吸が変，泣き声が弱々しいなどはないか？
❸ 尿について：おむつが濡れているか？

受診の目安

チェック事項 ☑	生理的範囲・ケアの問題	病気の可能性	
	注意して経過観察	すぐに受診	救急車
哺乳	□いつも大きく口を開けず，うまく吸えない □哺乳瓶では飲めるが，母乳をいやがる □飲み方にむらが出てきた	□吸いつくが，すぐに飲まなくなる □いつもよりも，飲み方が弱い気がする	□全く吸いつかない
機嫌など	□特に変わりはない □泣き声は元気である □眠れる	□活気がない気がする	□活気がない、泣き声が弱々しい □呼吸が変 □手足がだらりとしている □顔色が悪い
尿	□よく出ている	□少ない □色が濃い	□出ていない

発達段階でみる受診の目安

家庭でみる目安	受診の目安

2〜4か月児の場合

家庭でみる目安	受診の目安
◆ 1〜2か月ころよりも飲まなくなった ◆ むらが出てきて，今日はあまり飲まないが，機嫌はよい ◆ 体重は減っていない（減った感じはしない）	◆ 急に飲み方が弱くなった気がする ◆ 活気がない，機嫌が悪い
◆ 発達段階による変化と考えられ，様子をみる	◆ すぐに受診

5か月児以降の場合

家庭でみる目安	受診の目安
◆ うまく哺乳できない ◆ 哺乳瓶では飲めるが，母乳をいやがる ◆ 飲み方にむらが出てきた ◆ 機嫌は悪くない	◆ 急に飲まなくなった ◆ 疲れているように見え，飲もうとしない ◆ 活気がない，機嫌が悪い
◆ 呼吸状態をよく観察し，変わらなければ，日中受診	◆ すぐに受診

判断に必要な知識

- 生後1〜2か月児は吸啜反射が残っているうえに吸啜力が強くなるので，哺乳量がピークになる
- 生後3〜4か月になると，哺乳をコントロールする自律哺乳能力が育ってくるため，哺乳量がそれまでと変わらないか，減少することがある
- 哺乳反射は生後4〜5か月ころから少しずつ消えはじめ，6〜7か月ころには反射ではなく自分の意思で哺乳を行うので，空腹でなければ飲まなくなる

> **保護者への確認とアドバイス**
>
> ❶飲み方，❷機嫌，❸体重増加，について現状を聴く。

POINT 1　病気ではない場合によく遭遇する状態

- 生後3か月を過ぎるころから，与えても哺乳しない場合が出てくる
- 周囲への関心も広がってくるので，周りの環境の影響で飲まないこともある
- 生後5〜6か月を過ぎると，空腹でなければ飲まなくなる

POINT 2　乳児の状態をみるポイント

- 母乳（ミルク）を欲しがるが，少し飲んで疲れるような場合は体調不良の可能性が高い
- 機嫌がよい場合は，飲まないとしても病的な原因であることは少ない
- 飲み方にむらが出て，体重の増加率が減ったとしても，体重が増えていて，機嫌がよく，遊ぶ場合は，病的な原因の可能性は低い

POINT 3　その他，家族へのわかりやすいアドバイス

- 生後1〜2か月のころは，与えれば飲むことが多いが，3か月を過ぎるころからは乳児が自分で飲む量を調節するようになり，飲み方にむらが出てくる。成長したためなので，機嫌がよく，体重も減っていなければ乳児に合わせて哺乳をすればよい
- 周囲が騒がしいなど落ち着かない環境だと飲まない場合もあるので，気が散らない環境で哺乳する
- 病気のために飲めない場合は，機嫌が悪く，発熱や嘔吐などの症状も現れる
- 異常かどうかわからない場合や，母親が育児に追い詰められていると感じる場合は，小児科を受診か，産婦人科の助産師や保健センターに相談することを勧める

CHECK! 重篤な病気を見逃さないために

注意する症状

- ☐ 不機嫌
- ☐ 発熱，嘔吐，呼吸が変
- ☐ 手足が冷たい，顔色が悪い

見逃してはならない重篤な病気

【すぐに受診，迅速な対応が必要】
- ☐ 重症感染症，敗血症，髄膜炎
- ☐ 心不全

【日中受診】
- ☐ 不適切な授乳，不適切な調乳
- ☐ 甲状腺疾患，代謝異常症（低血糖，低Ca血症，低Na血症，高アンモニア血症など）

8 泣きやまない，不機嫌

受診を見きわめる手がかりと観察ポイント

1. 泣きやまないのはいつから，どのくらいの時間か？ 泣き声の状態は？
2. 哺乳の状態（飲んでいるか？）
3. 乳児を裸にして，皮膚の発赤や指に何か巻きついていないかなど異常はないか確認

受診の目安

チェック事項	生理的範囲・ケアの問題	病気の可能性	
	注意して経過観察	すぐに受診	救急車
泣き方 （時間，声）	□15～30分程度 □泣き声は元気	□数時間，不機嫌 □抱っこしてあやしても，泣きやまない □泣き声が弱々しい・甲高い	□数時間，不機嫌 □泣き声が弱々しい・甲高い
哺乳	□泣く前までの飲み方は特に気にならなかった	□吸いつくが，すぐに飲まなくなる □いつもより飲み方が弱い気がする	□全く吸いつかない
活気など	□特に変わりはない	□活気がない気がする	□活気がない □呼吸が変 □手足がだらりとしている □手足をもがくように動かす
そのほかの症状	□指に巻きつくものを見つけて，取った後は異常がない	□皮膚の色が気になる，皮膚が局所的に黒い □指に巻きつくものを取った後も皮膚の色が悪い，不機嫌	□皮膚の色が青黒いかまだら

発達段階でみる受診の目安

家庭でみる目安	受診の目安

2〜4か月児の場合

家庭でみる目安	受診の目安
◆ 赤い顔で，激しく泣く ◆ その日の哺乳は普段どおりであった ◆ 裸にしてみても，局所の異常はない	◆ 泣き声が弱々しいまたは甲高く，何をしても泣きやまない ◆ 哺乳しない ◆ 活気がない気がする ◆ 顔色が悪い
◆ 抱っこをする ◆ 抱っこをして，軽く揺らしてみる ◆ 屋外に出る	◆ すぐに受診

5か月児以降の場合

家庭でみる目安	受診の目安
◆ 泣き声に活気があるが，不機嫌 ◆ 泣きはじめる前の哺乳は，いつもと変わらない	◆ 泣き声が弱々しいまたは甲高く，何をしても泣きやまない ◆ 哺乳しない ◆ 活気がない，ずっと不機嫌 ◆ 顔色が悪い
◆ 抱っこや添い寝をして，眠れるようであれば，様子をみる ◆ 気になる場合は日中受診	◆ すぐに受診

判断に必要な知識

- 乳児の訴えは泣くことなので，何らかの不快な理由があれば泣きやまないことはある
- 生後3か月を過ぎると，空腹以外に暑い・寒い，抱っこしてほしい・かまってほしいなどの要求でも泣く
- 睡眠が浅くなったときに，寝言のように泣くことがある
- 生後6か月を過ぎると夜泣きが起きることも多い。眠りが浅いレム睡眠のときに，刺激や空腹，排尿や排便などをきっかけで泣く。また日中の疲れや普段と異なる出来事が原因のこともある
- 手足の指に髪の毛や糸などが巻きつくヘアターニケット症候群（p38参照）がないか確認する
- 泣き声がいつもと違う，元気がない，哺乳しない，そのほかに発熱などの症状があれば受診

| 保護者への確認とアドバイス | ❶泣き声，❷哺乳の状態，❸顔色，について現状を聴く。|

POINT 1　病気ではない場合によく遭遇する状態

- 生後3か月前後から，多くの乳児は夕方〜夜にかけてぐずるようになり，たそがれ泣きなどと呼ばれている
- 生後3か月ころから，自分の要求を訴えるようになり，抱っこや遊んでほしいなどの理由で泣くこともある
- 睡眠が浅いときに，寝言のように泣くことがある。眠る前や寝起きの際に泣くことも多い
- 生後6か月を過ぎると，夜泣きが始まることも多い

POINT 2　乳児の状態をみるポイント

- 泣き声が怒ったように力強い場合は，緊急を要する状態とは考えにくい
- 日中，機嫌よく遊び，哺乳の状態もよい場合，病気で緊急事態となることはほとんどない
- 顔色が悪く，泣き声が弱々しいか，甲高い場合はすぐに受診する

POINT 3　その他，家族へのわかりやすいアドバイス

- 乳児は成長する過程で，自分にしてほしいことを訴えるために泣くようになる
- 発熱や咳などの症状があり，病気で体調が悪くて泣きやまない場合は，日中も普段どおり遊べない
- 母乳やミルクがいつもどおり飲めずに，泣きやまない場合は受診
- 泣き声が激しく，赤い顔をして泣きやまない場合，体力はあるので緊急事態であることはまずない。体のどこかに異変がないか確認して，異変がなければ気分転換に外出するのもよい
- 抱っこをして，同じ状態のまま5分間程度歩き回ると泣きやんで眠ることもある

重篤な病気を見逃さないために

注意する症状

- 泣き声が弱々しい・甲高い
- 飲まない
- 顔色（皮膚の色）が青黒いかまだら

見逃してはならない重篤な病気

【すぐに受診，迅速な対応が必要】
- 鼠経ヘルニアの陥頓
- ヘアーターニケット症候群
- 重症感染症，敗血症，髄膜炎
- 心不全，不整脈
- 代謝異常症（低血糖，低Ca血症，低Na血症，高アンモニア血症など）

【日中受診】
- ひどい夜泣き
- 家族の睡眠不足

不整脈

　乳児の不整脈として，まれではあるが発作性上室性頻拍が起こることがある。多くの場合，数日で自然消失するようだが，突然思い当たる原因もない状態で，元気がなくなり，不機嫌，意識消失，嘔吐などの症状が現れる。救急車を呼ぶ対象となるが，きっかけや発熱など目立った症状がないため発見が遅れることがあり，注意が必要である。

9 手足が冷たい，顔色が悪い

受診を見きわめる手がかりと観察ポイント

❶ 手足の冷たさ：いつから？ どの程度？ マッサージしたときの反応は？
❷ 顔色，口唇の色
❸ 機嫌，活気，飲んでいるか？ 呼吸が変，泣き声が弱々しい

受診の目安

チェック事項 ☑	生理的範囲・ケアの問題		病気の可能性	
	経過観察	注意して経過観察	すぐに受診	救急車
手足の冷たさの程度	□冷たいが，異様ではない □温めたら戻る	□冷たいが，異様ではない □温めたら戻る	□冷たい □温めてもまだ冷たい気がする	□異様に冷たい，氷のように冷たい □温めても戻らない
顔色，唇の色	□変わらないか，悪いのは一過性で，温めると戻る	□変わらないか，悪いのは一過性で，温めると戻る	□よくない感じがする	□悪い（青い，土色） □急激に悪化する
機嫌	□飲める □眠れる	□眠れる □遊べる □食欲は普通かやや低下しているが，母乳やミルクは普通に飲める	□ひどく不機嫌 □遊ばない □飲まない	□呼びかけても反応しない
そのほかの状態・症状	□環境温度が低い	□発熱，悪寒	□激しい咳・喘鳴	□冷や汗 □顔色，手足の冷たさが数時間たってより悪い □アナフィラキシーが疑われる

発達段階でみる受診の目安

家庭でみる目安	受診の目安

2〜4か月児の場合

家庭でみる目安	受診の目安
◆ 環境温度が低く，気がついたら手足が冷たかった ◆ 激しく泣くときだけ，唇の色が悪くなるが，泣きやむとすぐに戻る ◆ 健診で心臓の異常を指摘されていない	◆ マッサージしても温まらない ◆ 不機嫌，飲まない，活気がない
◆ 生理的な範囲なので，様子をみる	◆ すぐに受診

5か月児以降の場合

家庭でみる目安	受診の目安
◆ 発熱がある，または熱が上がりそうで，手足を震わせ寒そうにしている ◆ 母乳やミルクは飲めている ◆ 普段どおり，眠れる	◆ 口唇の色は悪くないが，顔色が白っぽい ◆ 手足をマッサージしても，温まっていない気がする ◆ ひどく不機嫌，飲まない
◆ 手足や体を温めて，様子をみる ◆ 日中受診	◆ すぐに受診

判断に必要な知識

- 手足が冷たい場合の多くは，環境温度が低い場合や，発熱時の経過中の皮膚温度の変化であり，手足をマッサージするようにさすることで血行がよくなり改善する。寝具などで保温する
- 生後4か月ころまでは，激しく泣くと心臓周囲の胸腔内圧が高まり，唸ることで全身の血流が心臓に戻りにくく，血流が低下して顔色が悪くなること（チアノーゼ）がある。泣きやめばすぐに顔色は戻るが，気になるようなら日中に小児科を受診
- 顔色や口唇の色が悪い，ひどく不機嫌，意識があるかないかわからない場合は循環不全・呼吸不全も考えられ，救急車を呼ぶ
- 不整脈，心筋炎，そのほかに突然の循環不全，アナフィラキシーショック，乳幼児突然死症候群（SIDS）など，突然の変化として症状が現れることがあるので，必ず全身状態を確認する
- 心原性ショックでは，手足を温めたりマッサージをしただけでは末梢循環不全は改善せず，時間とともに冷たさが増す。冷や汗，体幹が冷たいのに汗が多いことにも注意する
- アナフィラキシーショックでは，アレルゲン摂取または曝露後30分以内に急激にショック症状が現れる。意識障害やじんましん，喘鳴などを伴い，手足も冷たく，顔色も悪くなる。迷わず，救急車を呼ぶ

> **保護者への確認とアドバイス**
>
> ❶環境温度，❷哺乳の状態，❸顔色や手足の冷たさ，について現状を聴く。

POINT 1　病気ではない場合によく遭遇する状態

- 環境温度が低いと，体温調節のために皮膚の表面温度が下がる
- 激しく泣くと一時的に循環が悪くなり，顔色や口唇の色が悪くなることがある

POINT 2　乳児の状態をみるポイント

- 乳児早期も環境温度の影響を受けやすい。手足が冷たい場合は，不機嫌，活気がないなどがなければ，マッサージをして様子をみる（p49参照）
- 手足が冷たくても，口唇の色が普段と変わらない，哺乳できていれば，血液の循環に大きな問題はない
- 意識が変，あやしても普段どおりの反応がなく，手足が冷たい，顔色が悪い場合は救急車を呼ぶ

POINT 3　その他，家族へのわかりやすいアドバイス

- 発熱などの症状がなく乳児をあやして笑うようであれば，急いで受診するよりも，体を温め，手足をマッサージして回復するかをみる。15〜30分で改善すれば，そのまま様子をみる
- 生後3か月ころまでは，激しく泣いたときに呼吸や血液の流れの調節がうまくできず，一時的に顔色や口唇の色が悪くなることがある。抱っこして落ち着いたときに戻っていれば様子をみる
- 生後6か月を過ぎると発熱の機会が増える。急な高熱の場合，最初は手足が冷たくなり不機嫌になるが，熱が上がってしばらくすると顔色が赤くなる。熱が上がりきると，手足も熱を外に逃がすように熱くなる。寒そうなときは温め，熱くなると寝具や衣服を減らし調節して過ごす。飲める・眠れるようであれば，夜間は家庭で様子をみる。翌日の受診でも手遅れになることはない
- 急に不機嫌になったりぐったりして，手足が冷たく，顔色が悪い場合は，すぐに救急車を呼ぶ

CHECK! 重篤な病気を見逃さないために

注意する症状

- ☐ 意識（あやしたときの反応）
- ☐ 哺乳の状態
- ☐ 対処後の顔色や手足の冷たさの経過

見逃してはならない重篤な病気

【すぐに受診，迅速な対応が必要】
- ☐ 心筋炎，不整脈，心不全
- ☐ 乳幼児突然死症候群（SIDS），乳幼児突発性危急事態（ALTE）およびBRUE
- ☐ 重症感染症，敗血症，髄膜炎
- ☐ 代謝異常症（低血糖，低Ca血症，低Na血症，高アンモニア血症など）

【日中受診】
- ☐ 先天性心疾患
- ☐ 気道疾患（気管軟化症など）

+α 乳幼児突然死症候群（SIDS）[1]

　SIDS（sudden infant death syndrome）は，それまでの健康状態および既往歴からその死亡が予想できず，しかも死亡状況および剖検によっても，その原因が不詳である，乳幼児に突然の死亡をもたらす症候群である。主として睡眠中に発症し，日本での発症頻度はおおよそ出生6,000～7,000人に1人と推定され，生後2～6か月に多く，まれには1歳以上で発症することがある。発見時には死亡していることが多く，特徴的な症状はなく，呼吸停止，顔色が悪く手足が冷たいなどの状態で気がつく。すぐに救急車を呼び医療機関につなぐ。

+α 乳幼児突発性危急事態（ALTE）およびBRUE[2]

　ALTE（apparent life-threatening event）およびBRUE（brief, resolved, unexplained event）は具体的な疾患名ではなく，乳児に生じる一群の緊急症状を指す用語である。発生のピークは生後10～12週（2～3か月）で，呼吸器症状（無呼吸，低呼吸，不規則呼吸など），チアノーゼまたは顔色蒼白，筋肉の過緊張や低緊張などの症状が1つ以上あり，1分未満で終わる。原因疾患が見つからず，1回だけのエピソードの場合，ALTEおよびBRUEと考えられる。保護者が非常に怖がる場合は受診して原因疾患がないか確認するとよい。無症状であり保護者が受診を希望しない場合は，同様の症状が再度現れた際はすぐに受診するよう勧める。

　同様の症状を呈する原因疾患として，胃食道逆流症・嚥下困難などの消化管異常，けいれん・脳腫瘍・脳奇形などの神経疾患，呼吸器感染症，敗血症，心疾患，代謝性疾患，上気道閉塞，アナフィラキシー，虐待などがあげられる。

―――― 文 献 ――――

1) 厚生労働省SIDS研究班:乳幼児突然死症候群(SIDS)診断ガイドライン(第2版).(2012年10月)
　https://www.mhlw.go.jp/content/11908000/000846941.pdf
2) Christopher PR:ALTEおよびBRUE. MSDマニュアルプロフェッショナル版.(2019年5月)
　https://www.msdmanuals.com/ja-jp/professional/19-

10 けいれん・手足のピクつき

受診を見きわめる手がかりと観察ポイント

❶ けいれん，ひきつけは今止まっているか，続いているか？ 5分以上続いているか？
❷ けいれん，ひきつけの様子として，手足の動き，眼の向く方向，呼吸，顔色はどうか？
❸ 意識があるか？ 呼びかけに反応するか？

受診の目安

チェック事項 ☑	未熟性・生理的範囲	病気の可能性		
	経過観察	注意して経過観察	すぐに受診	救急車
けいれん，ひきつけ	□腕に妙な力が入る □泣き入りひきつけ	□悪寒の可能性（手足のピクつき） □バンザイしたような動きを繰り返す	□5分以内に止まる	□5分以上続く □短時間に2回以上繰り返す
意識状態	□応答は普段どおり	□応答は普段どおり	□泣いていて，よくわからない □眠り方はいつもどおり	□意識が戻らない □眠りが深く，抱いても手足を動かさない
そのほかの状態・症状	□激しく泣く	□発熱 □最近笑わなくなった	□発熱 □特別な基礎疾患がある	―

発達段階でみる受診の目安

家庭でみる目安	受診の目安

2〜4か月児の場合

◆ 腕に妙な力が入る ◆ 飲み方は変わらない ◆ 抱っこしたときは普段どおり	◆ けいれんとしか思えない手足の動き ◆ 不機嫌 ◆ 発熱
◆ 生理的な範囲なので，様子をみる	◆ すぐに受診

5か月児以降の場合

◆ 意識がある手足のピクつき（悪寒） ◆ バンザイしたような動きを繰り返す	◆ 発熱時の全身性けいれん（5分以内に止まる）
◆ 日中受診	◆ すぐに受診

判断に必要な知識

- 生後2〜5か月ぐらいでは，けいれんをきたすことはまれである。起きているときに体の一部に力を入れるなどの動きがある場合は，その後呼びかけに反応するようであればけいれんとは考えにくい
- 生後2〜5か月ぐらいでけいれんが疑われ，発熱や不機嫌，いつもと様子が違う場合は重篤な脳の異常を考慮し，すぐに受診を勧める
- 生後6か月を過ぎると，急な発熱に伴う熱性けいれんが起こる可能性が高まる
- 乳児期に発症する点頭てんかんでは，手をバンザイするような特徴的な発作を繰り返す。呼吸抑制はなく，緊急受診よりも正確な診断が必要であり，日中に小児科の受診を勧める

| 保護者への確認とアドバイス | ❶手足の硬さや動き，❷顔色，❸意識，について現状を聴く。 |

> **POINT 1** 病気ではない場合によく遭遇する状態
> - 日中起きているときに，一時的に腕に力を入れる，一点を見つめるなどの状態
> - 泣き入りひきつけ（憤怒痙攣）：大泣きした後に，呼吸停止，顔色不良，脱力，けいれんなどを起こすが，脳波異常はない。後遺症もなく，成長とともに数年で落ち着く
>
> **POINT 2** 乳児の状態をみるポイント
> - 両腕や両足を突っ張ったように力が入るか，両腕や片腕をガクガクと動かし，顔色が悪く，呼びかけても答えない場合はひきつけと考えられる
> - 顔色はいつもどおりで，呼びかけに応えられる，その後に笑顔がみられる場合は，ひきつけとは考えにくい
>
> **POINT 3** その他，家族へのわかりやすいアドバイス
> - 日中に気になる動きがあって，ひきつけかどうか迷う場合は動画を撮影して，日中に小児科を受診の際，持参する
> - 泣き入りひきつけでは，受診は不要であり，落ち着かせるようにする。成長とともにだんだんと減ってくるが，繰り返すことが多く，心配な場合は受診する
> - バンザイしたような動きを繰り返すときは，日中に小児科を受診する
> - 生後6か月を過ぎると，感染症にかかりやすく発熱の機会が増える。乳児後期には熱性けいれんを起こすことがある
> - 熱性けいれんは5分以内に止まるので，時間を計る。発作時は，倒れないように寝かせ，顔を横に向ける。発作が終わると，泣き出すか呼吸が始まり，顔色が戻る。その後，すぐに受診する。発作が5分以上同じ状態で続く場合は救急車を呼ぶ
> - 急に高い熱が出る場合，最初に寒気がして手足をピクピクと震わせることがある。呼びかけに反応していて呼吸もできている場合は，けいれんではなく，熱が上がると治まる

重篤な病気を見逃さないために

けいれん以外に注意する症状

- 呼びかけに反応しない
- 眠り方が普段と違い，起こしても起きない

見逃してはならない重篤な病気

【すぐに受診，迅速な対応が必要】
- 髄膜炎，脳炎・脳症
- 代謝異常症（低血糖，低Ca血症，低Na血症，高アンモニア血症など）
- アナフィラキシーショック

【日中受診】
- 点頭てんかん

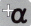

点頭てんかん（West症候群）[1]

1歳未満の乳児に発症するてんかん発作で，両上肢の突然の屈曲，体幹の前屈，下肢の伸展発作が，時に数秒間持続する。発作は通常，立て続けに起こり，睡眠からの覚醒後に起こることが多い。通常，周産期の脳損傷，代謝性疾患，脳奇形，結節性硬化症など脳の器質的疾患を伴うが，原因不明の場合もある。発症初期には笑わなくなる，坐位や寝返りができなくなるなど，発達の退行がみられる。脳波上，特徴的な所見により診断が確定されるため，日中に小児科を受診する。

文献

1) Victorio MC：点頭てんかん（ウエスト症候群）．MSDマニュアルプロフェッショナル版．2019年10月．
https://www.msdmanuals.com/ja-jp/professional

11 発疹

受診を見きわめる手がかりと観察ポイント

1. 発疹について：いつから？ どこに？ どんなふうに？ かゆがるか？
2. 機嫌は？ 飲んでいるか？ 遊べるか？ 眠れるか？
3. 発熱などそのほかに気になる症状はないか？

受診の目安

チェック事項 ☑	生理的範囲	病気の可能性		
	経過観察	注意して経過観察	すぐに受診	救急車
発疹,じんましん	□体が温まったときに発疹に気づくが,かゆみはない	□かゆみや痛みはないか,あっても眠れる程度	□かゆがって掻きむしる	□発疹が口の中や体全体に広がる
機嫌	□よい	□保たれている	□不機嫌 □眠れていない	□悪い
そのほかの症状	□ない	□ない □発熱はあるが,眠れそう	□まぶたが腫れる □アレルギーの心配がある	□嘔吐 □喘鳴 □顔色が悪い

発達段階でみる受診の目安

家庭でみる目安	受診の目安

2～4か月児の場合

家庭でみる目安	受診の目安
◆ 風呂上りや暑さなど，体が温まったときに急に体中に発疹が現れる ◆ 本人は機嫌もよく，ほかの症状はない	◆ 湿疹が頭の脂漏部位に目立つ ◆ 背中や体に赤い湿疹が広がる
◆ スキンケアをして発疹の様子をみる ◆ 翌朝，消えていれば受診は不要	◆ スキンケアをして，発疹の様子をみる ◆ 湿疹が目立つようであれば，日中に受診

5か月児以降の場合

家庭でみる目安	受診の目安
◆ 発疹のみ，熱と発疹がある，全身に発疹，かゆみはあるが，今は特に不機嫌ではなく，眠れそう	◆ かゆがっていて，掻きむしる ◆ 不機嫌で，眠れていない
◆ 冷たいタオルで冷す ◆ 発疹を写真に撮っておく ◆ 日中受診	◆ すぐに受診

判断に必要な知識

- 生後3～4か月ごろまで，母体由来のホルモンの影響で皮脂腺から多量の皮脂が分泌され，脂漏性湿疹ができやすくなる
- 脂漏部位以外の全身の肌は乾燥しているため，バリア機能が低下し，湿疹ができやすい
- アトピー性皮膚炎はかゆみを伴う。乳児期は乳児湿疹として対応される場合も多く，治療は軟膏塗布と保湿で，肌をよい状態に保つようにする
- 乳児後期になると，感染症や川崎病など全身疾患が原因の場合もあり，発熱などほかの症状があれば，日中に小児科を受診する。不機嫌で眠れない，飲まないなどの場合は，すぐに受診する

> **保護者への確認とアドバイス**
>
> ❶発疹の出ている箇所・広がり方・かゆみ,
> ❷発熱などそのほかの症状,について現状を聴く。

POINT 1　病気ではない場合によく遭遇する状態

- 皮膚の乾燥
- 入浴で皮膚が温まると,赤く目立つ

POINT 2　乳児の状態をみるポイント

- 入浴後,体のあちこちに赤い発疹があっても,かゆみがなく,機嫌も変わりがなく,保湿をして翌朝には目立たなくなっていれば,スキンケアを継続することで改善することも多い
- 発疹があって皮膚がかゆい場合は,掻き傷ができたり,かゆい箇所をこすりつける仕草がみられる
- 発熱などの症状とともに発疹が出る場合は,感染症など全身の病気による可能性が高い

POINT 3　その他,家族へのわかりやすいアドバイス

- 乳児の発疹は,皮膚のトラブルによるものと病気の症状の一つとして現れているものがある。入浴時,石鹸の泡で体を洗い,よく洗い流した後に保湿剤を塗るだけで改善することもある
- かゆみが強い場合や,発疹が広がったりジュクジュクしている場合は,日中に受診する
- 発熱があっても眠れそうであれば,日中の受診でよいが,ひどく不機嫌で眠れない,飲めないなどの場合は,すぐに受診する

CHECK! 重篤な病気を見逃さないために

発疹以外で注意する症状

- ☐ 不機嫌

見逃してはならない重篤な病気

【すぐに受診,迅速な対応が必要】
- ☐ アナフィラキシー

【日中受診】
- ☐ 感染症
- ☐ 川崎病
- ☐ 乳児湿疹,アトピー性皮膚炎,とびひ(伝染性膿痂疹)

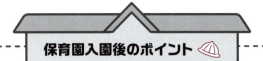

保育園入園後のポイント

発疹が出たら！

- 発疹が時間とともに増えるか，どの部位に出てどのように広がるか，かゆみがないか，発熱などほかの症状がないかについて観察する
- 入浴で温まると赤みやかゆみが増すので，かゆがる場合は冷たく絞ったタオルで冷やす
- 翌朝，発疹が広がる，そのほかの症状がある場合は，休みをとって受診を優先する

登園の目安

症状	こんなときは休みましょう	登園できます
発熱	□発熱があり，発疹がある □口内炎で食事や水分がとれない ※「とびひ（伝染性膿痂疹）」の場合，ジュクジュクしている，顔など患部を覆うことができないなどでは，ほかの子どもに感染させる可能性があり，休みをとる	□発熱はなく，全身状態がよい □かかりつけ医の診察を受け，登園可能と診断された

熱中症

 受診を見きわめる手がかりと観察ポイント

❶ 顔色：顔や皮膚が真っ赤か？
❷ 皮膚（汗）：汗が多いまたは少ない？
❸ 機嫌は？ 飲めるか？ 遊べるか？ 眠れるか？
❹ そのほかの症状：発熱は？ 嘔吐は？

 受診の目安

チェック事項 ☑	生理的範囲・ケアの問題	病気の可能性	
	注意して経過観察	すぐに受診	救急車
顔色	□真っ赤	□真っ赤	□真っ赤，あるいは青白い
皮膚	□熱くて，汗をかいている	□ひどく汗が多い	□汗が出ない
機嫌	□眠れる，遊べる □飲める	□ひどく不機嫌 □ぼんやりして遊ばない □泣き声に元気がない □飲まない	□呼びかけても反応しない
そのほかの症状	―	□嘔吐・吐き気 □おしっこが少ない	□けいれん □40℃以上の発熱

発達段階でみる受診の目安

家庭でみる目安	受診の目安

2〜4か月児の場合

◆ 真っ赤な顔で，汗をかいている ◆ よく飲んでいる ◆ おしっこは出ている ◆ 涼しくすると機嫌がよくなった	◆ 不機嫌，泣き声に元気がない ◆ 飲まない ◆ おしっこが少ない・出てない
◆ 涼しい環境で，様子をみる	◆ すぐに受診

5か月児以降の場合

◆ 真っ赤な顔で，汗をかいている ◆ よく飲んでいる ◆ おしっこは出ている ◆ 涼しくすると機嫌がよくなり，遊べる	◆ ひどく汗をかいている ◆ 表情がぼんやりとしている ◆ 不機嫌，飲まない ◆ おしっこが少ない，尿の色が濃い
◆ 涼しい環境で様子をみる	◆ すぐに受診

判断に必要な知識

- 乳児は大人より気温と周囲の環境の影響を受けやすく，熱中症に注意が必要である。
- 体内の水分の割合が大人より高いことや，体重に比べて体表面積が広いこと，乳児は地面からの照り返しの影響も受けやすいことなども要因である
- 自動車の中，暑さのなか，ベビーカーの中で熱がこもるなどの状況は，要注意である
- 体に熱がこもると脱水状態となり，塩分のバランスが崩れ，循環状態に悪影響が出る
- 重症では多臓器不全となり，非常に危険である
- 熱中症の可能性を感じたらすぐに涼しい環境に移す，衣服をゆるめる，濡らしたタオルで体を拭く，保冷剤や氷等で頸部や腋窩，鼠径部を冷やすなど応急処置をする。すぐに改善すればそのまま様子をみるが，少しでも普段と違うようであれば，受診を勧める

> **保護者への確認とアドバイス**
>
> ❶顔色や皮膚の色，❷汗の状態，❸おしっこ，❹機嫌，❺哺乳について現状を聴く。

POINT 1　病気ではない場合によく遭遇する状態
- 単に暑い場合は，顔や手足は赤く，汗をかく。水分を多くとり，おしっこも出ている
- いらだって不機嫌なことが多いが，涼しい環境では普段どおりで遊べる

POINT 2　乳児の状態をみるポイント
- 暑い環境では皮膚は赤く熱くなり，汗をかく。健康な状態であれば，哺乳や水分摂取が十分でき，おしっこも順調に出る。涼しい環境になると，機嫌もよくなり，皮膚の色や体温も普段どおりに戻る
- 暑い環境から涼しい環境に移したにもかかわらず顔は真っ赤で，汗は非常に多いか非常に少なく，不機嫌な場合は熱中症の可能性がある
- 暑い環境なのに，顔色が悪い，汗をかかない，不機嫌，おしっこが出ないか非常に少ない場合は緊急事態と考えられる

POINT 3　その他，家族へのわかりやすいアドバイス
- 乳児は汗をかく能力が未熟で，体に熱がこもりやすく，体温が上昇しやすくなる
- 熱中症への対処方法としては，風通しをよくしたり，冷房で温度調節をする
- 水分補給はイオン飲料，または母乳やミルクでよい
- 衣服をゆるめる，濡らしたタオルで体を拭く，あおいで風を送る，氷や保冷剤で頸部や腋窩，鼠径部などを冷やす
- 涼しい環境になり，飲み物を飲めて，顔色が戻り，笑顔がみられ，普段どおりに遊べれば，大丈夫である。遅れて症状が出ることもあるので，翌日の朝ぐらいまでは，元気さと顔色をよくみる

CHECK! 重篤な病気を見逃さないために

注意する症状
- 不機嫌
- 飲まない，遊ばない
- 皮膚や汗の状態，尿量や尿の濃さ
- 嘔吐，発熱

見逃してはならない重篤な病気
【すぐに受診】
- 熱中症

13 外傷

 受診を見きわめる手がかりと観察ポイント

❶ 外傷の原因：何による？ どのような状況で？ 衝撃の程度は？
❷ 受傷部位：どこか？ 出血は？ 動かせるか？ 触れるとより痛がるか？
❸ 機嫌は？ 飲んでいるか？ 遊べるか？ 眠れるか？

 受診の目安

チェック事項 ☑	生理的範囲・ケアの問題	緊急の可能性	
	注意して経過観察	すぐに受診	救急車
外傷の原因	□乳児の動作により生じた外傷 □乳児自らの力がかかったことによる外傷 □就学前の子どもとの衝突	□1m以上の高さからの転落 □外力が加わった □小学生以上の子どもとの衝突 □明確な原因は不明	□階を超える転落 □交通事故 □刃物・機械などによる外傷 □大人の激しい暴力
受傷部位	□出血はない，またはすぐに止血した □手足や指に受傷したが，普段どおり動く □顔に受傷したが，表情に影響はない □目の周辺に受傷したが，目の動きは普通である □口の中を受傷したが，出血は増えていない □胸背部を受傷したが，呼吸は変わらない □腹部を受傷したが，触れても平気である	□出血が完全に止まらない □傷口が開いている □手足や指の受傷部位を動かせない □顔を受傷し，ゆがんでいる □目の周りを受傷し，眼球の動きがおかしい □口の中を受傷し，傷口が開いている	□押さえても血が吹き出してくる □手足や指が異様に曲がっている □胸背部を受傷し，呼吸しにくそう □腹部を受傷し，触れると痛がる
機嫌	□機嫌はいつもどおり □飲める，遊べる，眠れる	□不機嫌 □飲めない，遊べない	□不機嫌 □呼びかけに反応しない

発達段階でみる受診の目安

家庭でみる目安	受診の目安

2〜4か月児の場合

◆ 抱っこの際，どこかを打った ◆ ベビーベッド・ソファなどから床に落ちたが，衝撃は強くない ◆ 泣きやんだ後は普段どおりである	◆ 受傷時の状況から衝撃が大きそう ◆ 受傷時の状況が不明である ◆ 止血できない ◆ 受傷部位の機能に異常がある
◆ 変化がないか様子をみる	◆ すぐに受診

5か月児以降の場合

◆ 乳児の活動から生じた外傷 ◆ 乳児自らの力がかかった ◆ 就学前の子どもとの衝突 ◆ 受傷部位の機能に異常はなさそう ◆ 飲める，遊べる，眠れる	◆ 受傷時の状況から衝撃が大きそう ◆ 受傷時の状況が不明である ◆ 止血できない ◆ 受傷部位の機能に異常がある
◆ 変化がないか様子をみる	◆ すぐに受診

判断に必要な知識

- 生後4か月未満の乳児は自分からはほとんど動かないが，ベビーベッドやソファからずり落ちることはある。抱っこの際にどこかを打つ・落とすなども起点となる可能性はあるが，原因が不自然な場合は虐待も考慮に入れて，すぐに受診を勧める
- 乳児後期は，乳児が自力で動き，危険予測はしないので，けがが増える。乳児の等身大の転倒や，引き出し遊びで指に自分の力がかかるなどの程度であれば，冷やす・止血など家庭内対応で経過をみてよい場合が多い
- 大人やきょうだいに押される，はねとばされるなどの外力がかかる場合や，受傷部位の機能に影響がある場合はすぐに受診を勧める
- 腹部外傷による内臓損傷や出血などは，症状が遅れて出る場合があるので，半日は十分に注意して様子をみる

| 保護者への確認とアドバイス | ❶外傷部位の動き，❷全身状態，について現状を聴く。|

POINT 1　よく遭遇する状態
- 動き出した乳児の転倒・指を挟むなどによるけが
- 歯が生えると転倒時などに口腔内に外傷が起こることがある

POINT 2　乳児の状態をみるポイント
- 受傷した部位の出血が激しい，部位がひどく腫れてきた，部位を動かさない，触れるとひどく痛そうにするなどの場合は受診する
- 受傷部位が胸部や腹部の場合は，機嫌・顔色・呼吸の状態などをよくみて，普段と違うと感じたら受診する

POINT 3　その他，家族へのわかりやすいアドバイス
- 乳児が自力で動き出すとけががが増えるが，乳児の等身大での転倒や，引き出し遊びで指に自分の力がかかるなどの程度であれば，衝撃は少ない。止血・冷やすなど家庭内の対応で経過をみてよい場合が多い
- 受傷部位を止血し，打撲であれば氷か保冷剤で冷やす。受診するか，痛みが治まるまで冷やす
- 大人やきょうだいからはねとばされるなど外力がかかる場合や，受傷部位が動かないなどの影響がある場合はすぐに受診する
- 口の中のけがは直接止血できないが，唾液に血が混じる程度であれば自然に止血する。外に流れ出る血を拭き取る，寝かせる場合は顔を横に向けるとよい

CHECK!　重篤な外傷を見逃さないために

注意する症状
- ☐ 受傷部位の動き方
- ☐ 機嫌，呼吸，顔色

見逃してはならない重篤な外傷

【すぐに受診】
- ☐ 骨折
- ☐ 腹部の臓器損傷，胸部の臓器損傷

14 誤飲

受診を見きわめる手がかりと観察ポイント

❶ 誤飲したもの：何を？ いつ？ どのぐらい？
❷ 呼吸：呼吸しているか？ 咳・喘鳴は？
❸ 機嫌は？ 顔色は？ 今の状態は？

受診の目安

チェック事項	生理的範囲	病気の可能性	
	注意して経過観察	すぐに受診	救急車
誤飲したもの	□毒性や損傷を起こさないものを消化管内に飲み込む	□消化管異物だが，毒性・損傷の可能性がある □気道異物の可能性があるが，呼吸はしている	□気道に詰まるもの □食道内に詰まるもの □危険な液体
呼吸	□特に症状はなし	□特に症状はなし □咳・喘鳴があるが，呼吸は可能	□背部叩打法をしても，呼吸が戻らない □のどに貼りついて取れそうにない □息苦しそう □急によだれの量が多くなり，泡を吹く
機嫌など	□普段どおり	□活気がない □吐き気，嘔吐	□意識がない □顔色が悪い

判断に必要な知識

- およそ生後7か月以降で，何でも口に入れる時期に起こる
- のどの奥まで達する大きさ（直径4cm以下）の固形物や，のどに貼りつくラップ類は気道を閉塞する可能性があり，突然の呼吸困難に陥る。この場合，救急車を呼ぶ前にまず背部叩打法を試みる
- 消化管内にまで飲み込んだものは，食道内にとどまると，急によだれが増え，泡を吹くようになり，ものを飲み込みにくそうにする。呼吸はできるが，すぐに受診するか，救急車を呼ぶ

| 保護者への確認とアドバイス | ❶呼吸，❷機嫌，❸吐き気や嘔吐，について現状を聴く。 |

POINT 1　病気ではない場合によく遭遇する状態

- 紙類，とがっていない小さなプラスチック製品，シールなどの誤食（のどに詰まらないものは便に出る）

POINT 2　乳児の状態をみるポイント

- 気道にものが詰まった場合，呼吸ができなくなり，顔色は青くなる
- 小さなものが気道の奥に入り込んだ場合，急に咳が始まり止まらない，ゼーゼー音・ヒューヒュー音が聞こえ出すなどの症状がある
- 食べ物以外のものを食べたとき，よだれが急に増える，泡を吹く，吐き気や嘔吐，顔色が悪い，不機嫌などの症状があれば，ものが食道などにひっかかって傷をつくっている，または毒性のあるものを食べた可能性がある

POINT 3　その他，家族へのわかりやすいアドバイス

- のどにものが詰まって息ができないときは，数分で呼吸を回復させることが必要なため，すぐに背中を叩く方法を行う（背部叩打法）[1]。大人が椅子に座る，また正座をしながら行う方法があるが，女性で力が弱い場合などでは，大人が立て膝（片足の膝を立てる）をして行っても安定する。いずれにしても，膝の上に乳児をうつぶせに乗せ，頭を下げ気味にして，背中全体を手掌全体で力強く5回連続して叩く。息が止まるかどうかの瀬戸際であり，骨折の心配をせずに，遠慮することなく叩く
- のどに詰まった塊がそのまま出てきて，呼吸が回復したら，様子をみてよい。まだ何か引っかかっているようだ，変な咳をする，ヒューヒュー音・ゼーゼー音が聞こえる場合は救急車を呼ぶ
- 乳児は飲み込むことがじょうずにできないので，離乳食のときにむせたり，吐き出したりすることがある。このときは自力でひっかかったものを取り除こうとしているので，背中を叩くなどせず，落ち着くように声かけして様子をみる
- 食べ物以外のものを食べてしまったときは，毒性のあるものや内臓を傷つけるもの，その疑いのあるものの場合は，すぐに受診する。吐かせようとすると，吐いたものが気管に入る危険があるので，何もせず，すぐに受診する
- 食べ物以外で毒性のないものや，内臓を傷つけないものは便に出てくるのを待つ。大体1〜3日で出てくる
- 飲み込んだものの毒性がわからない場合は，日本中毒情報センターに連絡する
  つくば中毒110番：029-852-9999
  大阪中毒110番　：072-727-2499
  たばこ誤飲事故専用電話（自動音声応答）：072-726-9922

重篤な病気を見逃さないために

注意する症状

- 呼吸の異常
- 嘔吐，不機嫌

誤飲したものに関する受診の判断[2,3]

	少量で無症状であれば，家庭で観察してよいもの	すぐに受診
たばこ	乾いた葉の部分を2cm以下	浸漬液，2cm以上食べた場合
加熱式たばこ	口に入れて即吐き出し口を洗い，飲み込んでいない	たばこの葉1本分 飲料水に混じった場合の液体
化粧品類	口紅，乳液，クリーム，ファンデーションなど	マニュキュア，除光液，パーマ液，染毛剤
ベビー用品	ベビー用化粧品，紙おむつ，沐浴剤など	−
洗剤・洗浄剤	石けん，中性洗剤，シャンプー，リンスなど	トイレ・パイプ用など酸性・アルカリ性洗浄剤など
殺虫剤系	蚊取り線香・マット，液体蚊取り(なめた程度)	ホウ酸団子，うじ殺しなど
園芸用品	植物活力剤	農薬
防虫剤	無臭タイプ防虫剤(ピレスロイド)	ナフタリン，樟脳
乾燥剤など	シリカゲル，鮮度保持剤	生石灰
そのほかの液体	芳香剤，消臭剤	灯油，ベンジン，塗料，シンナー
そのほかの固形物	水銀体温計，ろうそく，幼児・学童用文具類など	ボタン電池，乾電池，きのこ
医薬品	おむつかぶれ用軟膏，整腸剤など 医師に処方された薬1日量以内	向精神薬，気管支拡張薬，降圧薬，血糖降下薬など
その他	−	水で膨らむビーズ(ぷよぷよボールなど) マグネット2つ以上

文 献

1）日本救急蘇生法医療財団心肺蘇生法委員会・監：気道異物への対応．救急蘇生法の指針2020；市民用・解説編，へるす出版，東京，2021，pp52-53．
2）国民生活センター：乳幼児による加熱式たばこの誤飲に注意．（2021年9月3日更新）
https://www.kokusen.go.jp/news/data/n-20171116_2.html
3）大学病院医療情報ネットワーク：中毒データベース検索システム．
https://center6.umin.ac.jp/cgi-open-bin/hanyou/lookup/search.cgi?parm=POISON

第Ⅳ章

新生児期の
感染症

はじめに

新生児期の感染症は，感染時期・感染経路により以下に大別され，それぞれの特徴がある。
- 子宮内感染
- 分娩時の感染
- 出生後の感染

ここでは，新生児期を家庭で過ごす子どもを中心に，主として出生後の感染症について述べる。

新生児期の特徴

新生児期の細菌感染症やウイルス感染症は，初期症状がわかりにくい。同じ感染症でも年長児に比べて特徴的な症状を示さないことがあるため注意を要する。

一般的には，哺乳力，手足の動き，皮膚の色など全身の様子や症状の変化などをよく観察する。併せて，家族内に感染症症状を有している人がいないかなど周囲の状況の聞き取りを行う。新生児の特徴として，非特異的症候を呈することがある（表1）。

表1　新生児の非特異的症候

- 環境温による影響と判断されない高体温や低体温
- 無呼吸発作
- 呼吸障害
- 皮膚色不良やチアノーゼ
- 持続する嘔吐や腹部膨隆
- けいれん
- 持続する活気不良や哺乳不良，いわゆる not doing well

細菌感染症

新生児の細菌感染症には重篤なものが多い。診断が遅れることで後遺症をきたす疾患もあるため慎重な判断が必要である。新生児細菌感染症を引き起こす主な起炎菌として，B群溶血性連鎖球菌（Group B *Streptococcus*；GBS），大腸菌，黄色ブドウ球菌があげられる。GBSは母乳を介して感染する場合もあり，母親が乳腺炎を合併している際は注意が必要である。

1　新生児敗血症

敗血症は侵襲性感染症で，通常は細菌性である。初期徴候は非特異的で微妙であることが多く，表1の症候を参考とする。病原菌（ウイルスを含む）間で症候に明らかな差はみられない。迅速な受診・診断が必要である。

2　細菌性髄膜炎

生後3か月以上の髄膜炎は，肺炎球菌やインフルエンザ菌を原因とするものが多く，予防接種により発症は明らかに減っているが，新生児を含め3か月未満の乳児では，GBSや大腸菌による髄膜炎がみられるため，注意が必要である。哺乳力が低下し，高熱にもかかわらず顔色不良であること，あるいは低体温を呈することがある。

3 ▶ 尿路感染症

　尿路の構造的異常により新生児期に腎盂腎炎をきたすことがある。熱以外の症状に乏しく，初期は高熱のわりには哺乳も機嫌も保たれていることが多い。放置すると容易に敗血症に至るため注意が必要である。

　診断には尿を調べる必要があるが，すでにおむつに膿状の分泌物が付着していることがあるため，おむつの色などを確認することで診断に結びつく。

4 ▶ 百日咳

　母親からの移行抗体が有効にはたらかないため，乳児早期から罹患する可能性があり，重症化する。年長児・成人では長引く咳嗽が特徴で，通常は発熱もなく咳嗽が唯一の症状である。新生児の場合，無呼吸で発症することがある。家族内に長引く咳嗽を呈する人がいないかを確認する。

5 ▶ 結　核

　新生児への感染経路としては，経胎盤（子宮内），汚染羊水吸引（分娩時）または出生後の空気感染で発生する。出生後の感染では，新生児の症状は非特異的で診断が難しい。母親をはじめとした家族，あるいは周辺に長引く咳を呈する者がいないかどうかの聞き取りが重要であり，その迅速な診断が新生児を救うことになる。新生児結核の頻度はきわめて少ないが，肺や肝に限らず中枢神経（結核性髄膜炎）など複数の臓器が侵される重篤な感染症である。

6 ▶ ブドウ球菌性熱傷様皮膚症候群（SSSS）

　ブドウ球菌性熱傷様皮膚症候群（staphylococcal scalded skin syndrome；SSSS）の初期は，口周囲や頸部，腋窩，外陰部などの擦れる部分に皮疹が現れる。次第に全身の皮膚剥離が著明となる。ブドウ球菌の毒素による反応である。皮膚剥離部位は二次的な細菌感染をきたす可能性もある。予後は良好で，緊急性はないが，医療機関の受診は必要である。

ウイルス感染症

　一般的には母親からの移行抗体があれば，新生児は比較的軽症で経過することが多い。ただし，RSウイルス（respiratory syncytial virus；RSV）や単純ヘルペスウイルス（herpes simplex virus；HSV）のように，成熟度が低いほど，年少であればあるほど重篤化しやすいウイルス感染症があることを念頭に置く。

1 ▶ RSウイルス（RSV）感染症

　早産児，先天性心疾患，染色体異常，免疫不全などでは重症化する危険性が高い。年少児（特に6か月未満）は細気管支炎をきたしやすく，喘鳴，呼吸困難を呈することが多いが，新生児の場合，無呼吸発作で発症することがあるので注意が必要である。乳児後期から幼児期では肺炎に至ることがある。2歳までにほぼすべての小児が初感染し，初感染時の症状が最も強いと考えられている。乳児早期に初感染した場合は，RSV感染症回復後も喘鳴をきたしやすくなることがある。

2 ▶ 単純ヘルペスウイルス（HSV）感染症

　新生児ヘルペスは，性器ヘルペス（無症候性を含む）を有する母親から分娩時に感染するが，発症は生後1～3週にみられる（大半は生後2週間以内，まれに4週まで発現しないこともある）。①播種性に多臓器に及び，致死率の高い全身型，②脳に限局する中枢神経型，③皮膚・眼・口に限局する表在型，がある。

　皮膚・粘膜病変のみの新生児でも無治療のまま放置すると7～10日以内に重篤な病型に進行するこ

とがあるため，受診を勧める．発熱，哺乳力低下などの非特異的症状で発症することが多く，嗜眠，呼吸窮迫，無呼吸，筋緊張低下などがみられる場合は救急受診を勧める．皮膚の水疱や口内疹などヘルペスを思わせる症状がみられないこともあり，診断が困難な例も多い．

家族に感染者がいる場合には接触によって出生後に新生児に感染する．分娩時感染とHSVの型が異なることが多く，重症化は少ないと考えられる．

3 インフルエンザ

家族や周辺に感染者がいる場合は新生児も感染する．無症状〜軽症で済むこともあるが，40℃前後の高熱をきたし，哺乳しにくくなることがある．早産児・低出生体重児では重症化する可能性があり，哺乳力低下や呼吸症状があれば受診を勧める．母親以外の家族が罹患した場合は，部屋を分けるなどできるだけ近づかないことが勧められる．

母親が感染している場合は，マスク着用，こまめな手洗い，顔に向かって咳をしないなど，飛沫感染・接触感染予防を心がける．インフルエンザウイルスが母乳を介して子どもに移行することはないと考えられるため，母乳は続けることを推奨する．ただし，母乳が出にくくなっている場合は無理をせず，ミルクで代用することも検討する．授乳中であっても使用できる抗インフルエンザ薬はあるので，医療機関に相談する．

出産後に流行時期を迎える場合は，妊娠中にインフルエンザワクチンを接種しておくことで，母児共に発症が予防できるというデータがある[1]．

4 水痘（水ぼうそう）

出産直前から生後7日までに母親が発症した場合，新生児水痘に罹患する可能性がある．きょうだいなど家族内に発症者がいる場合，新生児にも感染するが，母親からの移行抗体があれば，軽症あるいは非典型的経過で済むことが多い．ただし，水痘ウイルスの性格上，重症化・合併症併発もありうるため放置しない．

新生児期に感染したことが疑われ，軽症で経過した場合でも，定期接種時期にワクチン接種を通常どおり行うことを勧める．

5 はしか・風しん・おたふくかぜ

通常，新生児期には母体から移行した抗体によって守られる．乳児早期は残存する移行抗体によって感染しないか軽症で済むことが多いが，ワクチンによって抗体を獲得している世代の母親から出生した乳児がほとんどと考えられるため，生後5〜6か月以降には顕性感染する可能性がある．大人も含め，周囲の予防接種が大切である．ちなみに乳児後期に周囲で麻疹の流行があった場合は，臨時予防接種（任意）を行うことも可能である．

6 ロタウイルス・ノロウイルス感染症

ロタウイルス：母親からの移行抗体と初乳のIgA抗体により，生後早期には無症状か胃腸炎症状は軽いことが多い．生後6か月ころ以降は重度の脱水や脳炎などの合併症を起こすことがある感染症である．生後2か月から経口ワクチン接種が可能であり，標準的には生後14週6日までに初回接種することを推奨する．

ノロウイルス：家族内に感染者がいる場合，接触感染により新生児も感染するが比較的軽症のことが多い．

7 ヘルパンギーナ，手足口病など

エンテロウイルスにより引き起こされる感染症である．6か月以上の乳児に顕性感染することが多い．新生児にも感染し，発熱，発疹，胃腸炎症状をきたし，髄膜炎，心筋炎の合併症を起こすことがあるが，ほとんどが後遺症を残さず治癒する．

8 新型コロナウイルス感染症[2]

　陽性母体から出生した新生児の陽性率は2％程度といわれており[3]，問題視されていない。先天異常を認めた報告もない。

　母親が分娩後に新型コロナウイルス感染症を発症した場合は，新生児は接触者としての対応を行う。基本的にはインフルエンザと同じ扱いとなる。母乳へのウイルス移行はなく，母乳栄養は感染にかかわりなく推奨される。家族に感染者がいる場合も同様に，飛沫・接触感染予防を行う。新生児の場合，特に重症化する傾向はないが，哺乳力低下などがある場合は受診を勧める。

文　献
---

1) 大藤さとこ，出口昌昭，橘大介，他：妊婦に対するインフルエンザワクチンの有効性．厚生労働行政推進調査事業費補助金（新興・再興感染症及び予防接種政策推進研究事業）分担研究報告書，2017，pp55-68.
2) 日本新生児成育医学会：新型コロナウイルス感染症に対する出生後早期の新生児への対応について．第6版，2023.
3) Allotey J, Chatterjee S, Kew T, et al：SARS-CoV-2 positivity in offspring and timing of mother-to-child transmission：living systematic review and meta-analysis．BMJ 376：e067696，2022.

《制作スタッフ》
カバー・表紙デザイン　mio
本文デザイン　　　　　mio
イラスト　　　　　　　はやし　ろみ

JCOPY 〈(社)出版者著作権管理機構 委託出版物〉

本書の無断複写は著作権法上での例外を除き禁じられています。
複写される場合は，そのつど事前に，下記の許諾を得てください。
(社)出版者著作権管理機構
TEL. 03-5244-5088　FAX. 03-5244-5089　e-mail：info@jcopy.or.jp

新生児・乳児の救急電話相談ガイドブック

定価（本体価格 2,800 円＋税）

2024 年 9 月 5 日　第 1 版第 1 刷発行

編　著	福井聖子
発行者	長谷川　潤
発行所	株式会社　へるす出版

〒164-0001　東京都中野区中野 2-2-3
☎(03) 3384-8035〈販売〉
　(03) 3384-8155〈編集〉
振替 00180-7-175971
http://www.herusu-shuppan.co.jp

印刷所　三報社印刷株式会社

〈検印省略〉

© Masako FUKUI, 2024 Printed in Japan
落丁本，乱丁本はお取り替えいたします。
ISBN 978-4-86719-098-2